森田療法で読む
うつ
その理解と治し方

伊藤克人・北西憲二・久保田幹子・立松一徳・中村敬・橋本和幸・樋之口潤一郎

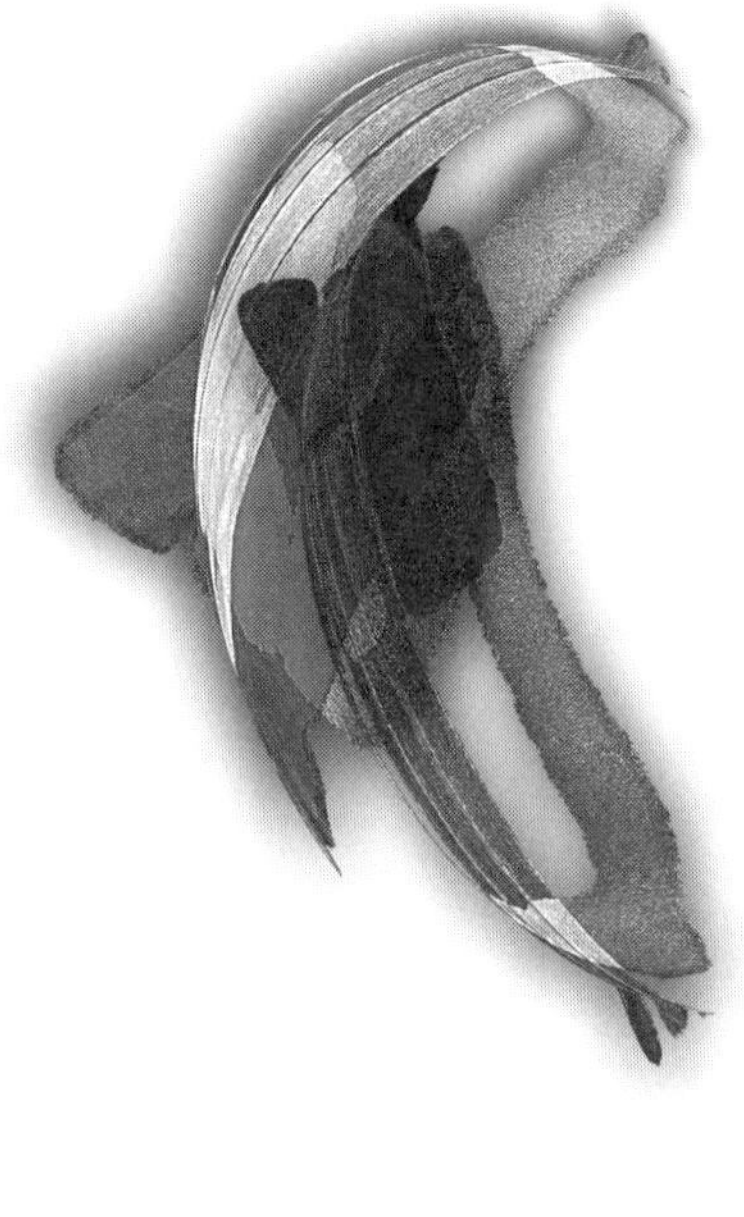

白揚社

はじめに

「うつ」の時代といわれる。実際、現在の精神科や心療内科を訪れる人のなかでうつ病者の占める割合は、不安障害と並んでかなりのものになる。森田療法は、その成り立ちやその後の発展を見ても、不安障害をその主な対象としてきた。つまり、森田療法家は不安を理解し、それに対する対処のしかたを助言する専門家である。しかし森田療法は、森田正馬の時代からすでにうつ病者をも治療の対象にしており、それについては森田自身による報告もある。

最近のわれわれの研究で明らかになったことであるが、森田療法を求めてくる不安障害の人には、うつ病を合併している例が少なくない。多くの場合、まず神経症症状が先行し、二次的にうつ状態を呈してくる。それは臨床的にも納得のいく現象である。不安や恐怖にとらわれ、その悪循環に陥ってしまうと、それとの戦いに消耗し、どうしても抗しきれないと無力感にさいなまれる。森田学派では、これはすでにうつ状態であり、神経症に合併するうつ状態と理解している。そういう神経症と合併したうつ病者は、精神療法を求めて医師を訪れ、その治療は不安障害に準じたものとなる。

さて、うつ病の治療は薬物療法と精神療法（あるいは、ここでは広く社会心理的アプローチを含む）が車の両輪である。本書でも最初に述べるように、うつ病者へのアプローチ方法はその時期によってかなり異なり、精神療法がもっとも必要とされるのは、回復期と長びいてしまった例（遷延例）である。とくに長びいた例は、それまで十分な薬物療法を受けていたことを考えれば、それだけではとうてい対処できない。最近の抗うつ剤の進歩は、皮肉な言い方をすれば治療者の抗うつ剤信仰、あるいは抗うつ剤依存に拍車をかけたようだ。

うつ病を症状の数で診断し、症状の重症度とそれまでの経過で、薬物療法をいわばマニュアル化して行う治療法が提唱されている。それは治療の標準化、治療のアルゴリズムと呼ばれ、治療の恣意性をなくし、平均化していく。そのような意味では、それ自体非難されることはないだろう。しかしそれと、うつ病という苦悩に満ちた体験と人生を理解し、その再建を助ける作業とは、一応別なものである。だから、薬物療法と精神療法は車の両輪というのである。

森田療法による治療を求めてくるうつ病者は、不安障害に付随してうつ状態に陥った人ばかりとは限らず、すでにこの領域に関しては二〇年近い経験を積んできた。そのうつ病者の特徴を挙げると、まず軽症であること。しかし、軽症であるというのと、そこからの脱出が容易であるというのとは別である。むしろ軽症であるがゆえに、うつ状態を長びかせてしまう場合も多いのである。なぜ長びくかというと、社会的状況、家族的状況、本人の性格傾向、それまでの生活史で未解決の葛藤を抱えていること（若い頃からの神経症的傾向など）、それまでの治療状況など、多くの要因がこれに関与してくる。

注意を要するのは、医原病としての長びかせてしまうことである。治療する側のあまりに保護的な態度、つまり、長期の休養を安易に処方することが、逆にうつ病を長びかせ、あるいは社会的場面を回避する傾向を強めてしまうことにも注意を要するだろう。それと連動する形で、治療者が過度に薬物に依存したうつ病治療が大きな問題となるだろう。うつ病者の訴えをたんに症状というレベルで聞けば、それに見合った薬をふやすなり、種類を変えるなりするしかない。社会復帰が不安だといえば抗不安薬を処方し、またうつに落ち込んだといえば、抗うつ剤の処方を変える、あるいは増量するなどである。患者だけでなく治療者も薬に依存してしまえば、それがうつ病を長びかせ、不安へのとらわれを強めるという意味では神経症化を強めてしまう。つまり、うつ病に逃げ込み、現実から逃避し、人生の立て直しがむずかしくなる場合もある。もちろん、逆に抗うつ剤使用の不徹底が長びかせる要因となることは、すでに多くのうつ病研究者が指摘するところである。

一方、うつ病者はがんばり屋である。そのため、本人が抱えている深刻な問題をあたかも軽いものと見せかけ、人前で（多くは仕事や治療の場面で）そのように演じてしまう。周囲からは軽症のように思われ、治療者にもそのように見られて、そのまま長びかせてしまうこともあるだろう。

さらに深刻なのは、患者がこのうつ病という事態を抱え込めなくなると、いつか糸が切れるように、自らの存在をなくしたいと思うことさえあるかもしれない。いずれにせよ、うつ病は「心の風邪」と片づけられるほど、簡単な事態ではないはずだ。中年の自殺者数の多さは、そのことを物語っている。

一時の休養は次の活動のため、つまり社会的生活に戻るための準備期間にすぎないのである。本書で述べられている「養生論」は、うつ病者の自然治癒力（生命力ともいうべきもの）をどうすれば引き出せるかという観点から論じられており、たんなる休養のすすめではない。それとともに、うつ病者には治療者とのおだやかでゆったりとした信頼関係が大切で、それがこのつらい体験とつきあうことを少しずつ可能にし、そこからの回復を準備し、確実にするのである。そのような理解なしに安易に休息を勧めて、結果としてそこに回避してしまい、その修正に多大な苦労を払う軽症のうつ病者がいることに、われわれは注意を払うべきであろう。

さて、われわれ森田学派はさきほど述べたように、うつ病治療についても多くのことを経験し、論文も数多く発表してきた。それらをわかりやすくまとまった形に編集したのが、本書『森田療法で読む「うつ」―その理解と治し方』であり、これは『森田療法で読むパニック障害』に続くシリーズ第二弾である。その内容について、簡単に紹介しておこう。

まず、うつ病の一般的な説明をし、次にうつ病の精神療法について概説する。そこで読者は、薬物療法と並ぶうつ病治療の重要なアプローチである精神療法について、理解を深めることができるだろう。これに続く形で、森田療法によるうつ病治療の基本的な考え方を示し、その可能性を示す。そこで読者は、森田療法で治療が可能なうつ病者の特徴や、森田療法が提供する治療方法について具体的に知ることができるはずだ。

次に、われわれが森田療法、あるいは森田療法的介入を行った経験を、症例で示す。そこでは、入院と外来それぞれの治療システムに見合った対象、うつ病をどのように見立て、どのようにクライエントに治療目標を提示し、どのように介入したのか、そして、その治療はどのように終わったのかを紹介する。うつ病が治るとはどういうことなのか。薬物療法はどのように終わるのか、あるいは継続するのか。うつ病治療のプロセスと終結について、読者と一緒に考えてみたいと思う。

また、最近とみに、うつ病者の回復には家族の果たす役割が大きいことがわかってきた。そこで、家族の対処方法についても、ここで併せて解説する。もちろん、一般の読者とメンタルヘルスの専門家を読者に想定した本書の性格上、症例のプライバシー保護には最大限の注意を払っている。

そして最後に、うつ病者への森田療法について述べて、われわれの立場をまとめておきたい。本書が、うつ病で悩む多くの人たちが自分を理解し、そこから回復していく手がかりとなり、また、メンタルヘルスの専門家がうつ病者を援助する手助けになれば、筆者らにとって望外の喜びである。

［北西憲二］

目次

Ⅲ　森田療法でできること　243

I 森田療法で読むうつ病

1　うつ病とは

躁うつ病は、かつては精神分裂病（統合失調症）とともに二大精神病のひとつと考えられていた。しかし最近では、この「精神病」という言葉は躁うつ病には当てはまらない、という声が高まってきた。なぜなら、躁うつ病によって判断能力が根本的に損なわれることはまれで、むしろ病気の中心にあるのは気分や感情の病的な変化だからである。このため、最近ではそれらの病は気分障害、または感情障害と呼ばれるようになってきた。

うつという感情は、私たちが折にふれて経験するものである。繊細な人だと秋の気配を感じるだけで、ふともの悲しくなることもあるだろう。正常な人でも、ときには憂うつな気分が一〜二日続いたり、少し気持ちが沈んだりという気分の変動はあるものである。

しかし、このようなうつの感情は、たいがい時間が経つにつれて（ふつう数日以内に）自然に回復していく。また、何か気分転換を図ることで解消されることも多い。仕事帰りにおいしいものを食べたり、スポーツで汗を流すうちに、おのずと気分が変化していくものである。

経験のない人がうつ病について考えるとき、たいていは自分たちが日常的に経験する気分変動を手がかりにして想像する。しかし、正常な人の気分変動と病気としてのうつは別のものなのである。まずひとつには、程度の違いがある。病気としてのうつ病は、正常な気分変動の範囲を大きく超えている。もうひとつは質的な違いである。たとえば正常な気分変動としてのうつの場合、困難な体験や嫌な出来事などがきっかけになって、つらい、悲しいといった感情が起こってくる。

しかし、うつ病の場合は必ずしも苦しい、嫌な体験がきっかけになるとは限らない。きっかけになるような出来事がとりたてて見当たらなかったり、逆に喜ばしい出来事に引き続いてうつ病が始まるということもあり得る。「昇進うつ病」と呼ばれるうつ病の始まり方はその一例である。これは、本人も望んでいた昇進を果たしたにもかかわらず、しばらく経ったあたりからだんだん「こんなはずではなかった」と思い始め、うつ状態が始まるというパターンである。

また、症状が重いうつ病だと、身体の感覚を伴うような気分の変化を訴える場合も多い。たとえば、「胸のあたりが石ころでも詰まっているように重く苦しいんです」といった訴えをする患者がいる。さらにうつ病が重症になると、悲しいという感情自体も湧いてこなくなる場合がある。喜怒哀楽の感情を喪失した状態に陥ることもあるのである。

うつ病には二つのタイプがある

うつ病は経過の点でいくつかのタイプに分けることができる。

第一のタイプは、ふだんの気分状態とはっきり区別されるようなうつの時期と躁の時期、つまり両極の気分変調が現れるもので、双極性障害と呼ばれる。かつてはこのタイプを躁うつ病と呼んでいた。このなかには、躁の時期が軽くて短いため、本人も周囲の人も病気による気分変調とは気づかず、たんに「調子がいい」と感じて過ぎてしまう場合もある。躁の時期がこのように軽く短いタイプを双極Ⅱ型障害と呼んで、通常の双極性障害（Ⅰ型）と区別することもある。

第二のタイプは、過去に一回以上のうつの病期があるが、躁の経験がない場合であり、「単極型うつ病」または「大うつ病」という。

その他に、軽くて長いうつが慢性的に（ふつう二年以上）持続している状態が「気分変調症」である。このタイプのうつは、かつては神経症のひとつとして考えられ、抑うつ神経症と呼ばれていた。しかし、このように長期間続く軽うつ状態のおよそ三分の一は抗うつ薬に反応するなど、大うつ病類似の特徴があるため、最近ではこうしたタイプも気分障害の一部に含めて考えられるようになった。

双極性障害の場合、一生の間にこの病気にかかる割合は、一般人口当たり一・二%という報告がある(アメリカの統計による)。双極性障害の頻度は、性別や文化によってもあまり差がないといわれている。一方、大うつ病はさらに頻度が高く、一生の間にうつ病になる割合は女性で一〇~二五%、男性で五~一二%といわれている。このように、大うつ病は女性のほうが男性より多く起こるというデータが多い。また、文化や社会状況によっても頻度には差が大きい。

気分障害の初発年齢は、双極性障害が十代後半から三十代前半頃までと比較的早く、大うつ病より五~一〇歳若く始まる傾向にあるといわれている。大うつ病は三十代後半から五十代までの遅い時期に起こることが多いといわれていたが、最近は若年化の傾向にあり、二十代後半がピークだという報告もある。

うつ病の原因とされるもの

この病気の確定的な原因は、まだわかっていない。ただ、遺伝的な要因はある程度関係しているだろうといわれている。とくに双極性障害は遺伝的な影響性が強く、単極型うつ病よりも若い年齢から発症する場合が多い。これに対して、大うつ病は遺伝的影響もあるけれど、それ以上に人生途上のストレスが関係しているため発症が遅くなっていると考えられる。

こう説明すると、「それでは、この病気は遺伝病なのか」という質問がしばしば出てくる。しかし、うつ病は親がそうだったから子もそうだというような、単純な遺伝法則に従う遺伝病とは異なる。「病気に対するかかりやすさ」に遺伝も関係している、ということなのである。

うつ病の原因のひとつに、うつ病になりやすい性格がある。うつ病には、統合失調症よりも性格の共通性がより多く認められる。とくに次のタイプの性格が、うつ病との関係が深いといわれている。

第一が、循環気質である。躁うつ病が昔「循環病」といわれていたところから、この名前がついた。循環気質の人はどういうタイプかというと、明朗、社交的で人が良く、人間関係も円満。おせっかいで、お調子者という面もある。循環気質は双極性障害との関係が深いといわれている。かつては循環気質は肥満型の人に多いとの説があったが、体格との結びつきは絶対的なものではない。

第二が執着気質である。これは戦前に日本の下田光造という精神医学者が提唱したもので、日本人のうつ病には非常に多いタイプである。性格は几帳面で、正義感や責任感も強い。凝り性で、ものごとには徹底的に取り組む。ちょっと融通がきかないタイプでもある。下田は、

「模範会社員または模範軍人」タイプと表現した。

執着気質の人はこのような性格特徴のために、仕事のうえでは信頼の厚い人だろう。けっして自分の仕事をおろそかにせず、徹底的に取り組む。うつ病との関わりが深いという点を除けば、本来、適応力のある性格である。

ただ、このタイプの人は興奮が持続しやすく、過労を招きやすい傾向にある。しかも、疲れたから休むというふつうの対処ができにくく、過労に抗して働き続けようとする。そして、ある一点で急速にうつ病に陥っていくことが多いのである。執着気質は、双極性障害と単極型うつ病の両方に見られる気質でもある。

第三が、メランコリー親和型性格である。これは、ドイツの精神医学者テレンバッハによって類型化された性格で、執着気質と似た面がある。やはり几帳面でものごとの秩序を大切にする。もうひとつの特徴は他者配慮的といわれるように、自分の意見を主張するよりは人の意見を汲んで合わせていくようなタイプである。非常に気配りをするぶん、悪くいえば自分というものがない人でもある。このメランコリー親和型性格は、単極型うつ病と深い関わりがある。

うつ病の原因として最近とくに研究が進んでいるのは、脳の生化学的な変化である。脳の中には無数の神経細胞がある。この神経細胞と神経細胞のつなぎ目には神経伝達物質が存在し、それによって情報が伝達されていく。つまり、神経伝達物質は情報の渡し舟の役割をしているのである。神経伝達物質にはたくさんの種類があるが、なかでもうつ病との関わりが深いのはノルアドレナリン（ノルエピネフリン）とセロトニンである。うつ病は、それらの神経伝達物質の伝達機能に変化が起こっているのだといわれている。

具体的にどのような変化が起こるのかについて、かつてはモノアミン仮説が有力だった。これは、うつ病を発症するのはノルアドレナリンもしくはセロトニンが減っているからだ、という説である。

神経細胞の末端から放出された神経伝達物質は、神経末端に再び取り込まれ再利用される。したがって神経伝達物質が減っているのならば、この神経細胞への神経伝達物質の再取り込みをせき止めることで、神経と神経の隙間に神経伝達物質をふやすことができる。そうすれば、低下していた神経伝達物質の伝達機能は回復するという理屈である。事実、抗うつ薬の多くは、この神経伝達物質の再取り込みをせき止める働きをもつものである。

しかし、この説ではうまく説明できないことがある。たとえば、抗うつ薬を飲み始めるとただちにノルアドレナリンやセロトニンなどの神経伝達物質が増加するのに、うつ病に対する効果が現れるのは飲み始めてから二週間前後と時間がかかる。そのタイムラグが説明できないのである。

そこで登場したのが、受容体（レセプター）仮説である。これは、神経伝達物質が減少する結果、伝達物質を受け止める受容体の数が増加して感受性が亢進する、それがうつ病に直接関係しているのだとする説である。抗うつ薬は、飲み続けると二週間ほどで受容体を減らして正常の数にする働きがあるので、その働きが抗うつ効果をもたらすという考えである。

いずれにしてもうつ病では、ノルアドレナリンやセロトニンという神経伝達物質の伝達機能がうまく働かなくなり、抗うつ薬はそれを正常にする働きがあるのである。

どんな状況でうつ病になりやすいか

執着気質やメランコリー親和型性格の人がある状況に陥ると、うつ病が始まるリスクが格段に高くなる。ある状況とは、主に慣れ親しんだ生活環境が大きく変化するときで、これをうつ病の発病状況という。うつ病の発病状況には、男性と女性とで少し違いがある。

男性に多い発病状況は、転職、転勤、異動、昇進、定年退職など仕事の状況が変化した場合である。とくに最近目につくのが「リストラうつ病」である。リストラは自分の意思ではなく、会社の都合で生活の基盤である職業を失うわけである。本人ばかりでなく、家族にも多大な影響を及ぼす。それだけに、リストラが強いるストレスは大変に大きく、これがうつ病の引き金になっている例は多いと思われる。

ただ、リストラされてうつ状態に陥っている中年男性たちは、うつ病が精神科で治る病気だと認知する前に、自分はもう会社員として敗北者だと思い込みがちである。だから、リストラが原因で精神科の治療を受けている人は、実際にうつ病になっている人よりずいぶん少ないのではないか。また、女性でもキャリアをもって仕事をしている人だと、男性と同じように仕事上の変化がうつ病を呼び起こすこともある。

一般に女性が発病する状況では、家庭生活に関連した変化がもっとも多く見られる。結婚による発病は少ないのだが、出産はよく見られる発病状況のひとつである。

ちなみに「マタニティ・ブルー」という言葉があるが、これはうつ病とは異なる。マタニティ・ブルーは、出産後三日目から一〇日目くらいの間に起こるもので、疲労感と少し気分が沈む状態のことをいう。お産の疲れやホルモンの変化などによって起こる一時的なものだから、とくに治療の必要はない。けれども出産後一ヶ月以降六ヶ月くらいまでに起こるうつ状態は、産後うつ病といわれるうつ病であることが多い。いわゆる育児ノイローゼは、この産後うつ病であることが多いのである。

また、子どもの成長に関わる発症状況として、たとえば子どもが公園デビューする、幼稚園に入園するなどの場合は、子どもだけでなく母親も新しい人間関係が始まるなどして生活環境が変わる。その新しい人間関係のなかでがんばりすぎたりつまずいたりすると、それがうつ病の呼び水になることがある。

もうひとつ女性に多い発症状況は引越しで、俗に「引越しうつ病」といわれる。待望の新居に移り住んでしばらくすると、「こんなはずじゃなかった」と感じて気分が沈み、うつ病が始まるというケースである。これも慣れ親しんだ生活環境がガラッと変わったことが誘因である。

子どもの独立がきっかけとなる「空の巣症候群」と呼ばれるうつ病は、とくに家族のために献身的に世話をしてきた母親に多く見られる。子どもが独立することによって、母親が献身する対象を失うことがきっかけになるのである。

子どもの独立は、結婚や就職して別居するなど、生活が目に見えて変化する場合だけではない。もう少し前の段階で、子どもが中学生くらいになって手がかからなくなり、親のもとに寄ってこなくなったというような状況でも起こり得る。

男女に共通している発病状況は、身体の病気による場合である。病気のなかでも慢性疾患がとくに多い。また、必ずしも癌のように深刻な病気でなくても、風邪をひいたことがうつの引き金になることもある。インフルエンザの後にはうつ状態が起こりやすいといわれており、インフルエンザ感染が気分に何らかの影響をもたらすのではないかという説もあるほどである。

一方で、うつ病になると免疫力が低下するから風邪にかかりやすい、という人もいる。

さらに、自分だけではなく配偶者の病気、あるいは配偶者との離別や死別がしばしばうつ病のきっかけになる。

今までお話ししたこととは逆に、長年のストレスがようやく解決したという状態も、発症状況になり得る。たとえば、長い間一生懸命ローンを返してきて、やっと返済が終わったというような場合がそれである。肩の荷をおろしたときに、緊張の糸が緩むような形でうつが始まるので、「荷おろしうつ病」といわれている。

初期症状はどんなものか

うつ病の初期症状がどんなものか知っておくことで、病気により早く気づくことが可能になる。ここでは、うつ病の患者が訴える症状のなかで多かったものを紹介しよう。

まず、うなじの辺りが重い感じがする、肩がどっしりと凝った感じがする、倦怠感、熟睡できない、眠っても翌朝疲れが残っている。

このように、心の病であるにもかかわらず、身体の症状から始まることが意外に多い。とかく、うつ病になると最初から非常にもの悲しくなったりするのだろうと思われがちだが、むしろ、不快な疲労感を感じたり、通常よりも集中力が落ちる、仕事の能率が下がる、そのような変化がよく見られる。

実はこれくらいの段階で、思い切って仕事や用事を忘れ三日くらい休息をとると、それだけで回復する場合もしばしばあるはずである。しかし、さきほど紹介した執着気質の人やメランコリー親和型性格の人たちはどちらも几帳面で責任感が強いので、仕事を忘れて休むというようなことは苦手である。むしろ、仕事の能率が下がったり集中力が落ちたと感じたりすると、がんばって、努力して、能率低下の穴埋めをしようとする。たとえば、連日長時間の残業をしたり、休日にも出勤する生活を続けていく。そして、どんどんエネルギーを使い果たしていき、その結果、ある時点でエネルギーがなくなって、本格的なうつ病に入っていくのである。

うつ病の初期、比較的軽い状態でのシグナルに、「朝刊シンドローム」というのがある。これは、毎朝、新聞を読む習慣のある人が、どうも新聞を読むのがおっくうだ、興味が湧かないと感じる状態である。夕刊ではなく朝刊というところがポイントで、うつは朝方に調子が悪くなりがちだからである。

一般に食事の支度をしている主婦の場合、「朝刊シンドローム」に相当する代表的な初期の変化として、食事の献立を思いつかなくなる、食事の支度がおっくうになるということがある。これはうつ病のひとつの兆候と考えることができる。

食事の支度は、家事労働のなかでもっともクリエイティブな仕事である。精神機能が低下すると、まず最初に創造力を必要とする仕事が困難になってくるのである。

本格的な症状

初期症状が過ぎて本格的にうつが始まると、いろいろな症状が現れてくる。わかりやすくするために、精神の機能を思考、感情、意欲と分けることにしよう。

思考の変化

思考の変化からお話しすると、まず考えるテンポが遅くなる。考えがなかなか先に進んでいかず、本を読んでいてもスムーズに読めない。イメージでいうと、車のサイドブレーキを引いたまま運転しているような感じであろう。このような変化は「思考制止」と呼ばれる。さらに、集中力や決断力が落ちてくる。

考える内容は、悲観的で自責的になる。ものごとには、客観的に見ればプラスの面とマイナスの面、明るい面と暗い面があるものだが、うつになると、プラスの面や明るい面だけが不思議なほど目に入らなくなってしまう。うつが進行すると、ものごとや自分自身や将来に対して、まるで明るい面を遮る特別あつらえのサングラスをかけて世の中を見るように、暗い面や悪いほうにしか目が向かなくなってしまうのである。それが高じると、いっそ死んでしまいたいと考えたり、具体的に自殺を考えるようになっていく。

また、妄想が起こる場合もある。とくにうつ病の人に起こりやすい妄想は、心気、貧困、罪業妄想と三つあり、三大妄想と呼ばれる。

心気妄想というのは、実際には健康なのに、深刻な身体の病気になり、もう治らないと思い込むような妄想である。

貧困妄想は、現実には普通の経済的状態であるにもかかわらず、貧困状態に陥っている、会社が倒産してしまったなどというような誤った確信である。貧困妄想をもった患者は、入院しているときに、「とてもうちは治療費を払えないので、退院させてください」と言ったりすることがある。

罪業妄想は、自分が取り返しのつかない罪悪を犯してしまったと思い込むものである。その根拠を尋ねると、非常に取るに足りないようなことなのだが、本人にはそうは思えないのである。

感情の変化

感情面では、気分が病的に変化するという症状が中心になる。憂うつ感、抑うつ感といわれるもので、このような気分は状況が変わってもただちに変化しないのが特徴である。それまでは気晴らしになっていたものが、気晴らしにならなくなる。たとえば、ふだんなら旅行やゴルフで気が晴れていたのに、うつ病になると旅行をしてもゴルフをしても気分がよくならない。逆に、気晴らしになるようなことをして気分がよくなるようであれば、もともとうつ病ではないか、もしくは症状が軽くなってきている証拠になる。

それから、理由もなくもの悲しく涙もろくなる。何も楽しみを感じられないアンヘドニア（失快感症）も起こってくる。自分は無力であるという絶望的な感情が湧いたり、漠然とした不安、そわそわするような感じを伴うこともある。

これらの症状は、多くの場合一日のうちで波があり、それを「気分の日内変動」という。たいていは朝がもっとも具合が悪く、午後や夜になるとある程度よくなってくる。しかし、次の日の朝になるとまた具合が悪くなる、というパターンを繰り返すのである。

意欲の変化

意欲の面では、何かをするのがとてもおっくうになる。たんに気分が憂うつになるだけではなく、実際に何かをする意欲やエネルギーが乏しくなるのである。これは大事なポイントで、うつ病のひとつの特徴でもある。

もっと病状が進むと、まったく何をする気力も湧かないという状態に陥る。自発性も減退する。他人に言われれば何とか行動できるけれど、自分から進んで動こうという気力が湧いてこない。他人から見ても、不活発になっているとわかるものである。

また、表情が乏しくなったり沈うつになったり、口数も減っていく。歩く速度も遅くなってしまったという患者もいて、そのため人に追い抜かれると、ますます置き去りにされているような気分に陥ったという。

意欲や行動の障害が非常に顕著な、きわめて重症のうつ病の場合には昏迷状態といって、話しかけても応答せず、自分からもしゃべらないし行動もしないといった状態になることがある。

身体面の変化

心だけでなく、身体にもさまざまな変化が起こってくる。

とくに多いのが不眠である。それも、一晩のうちの後半がとくに眠れなくなる。寝つきも悪くなるが、それよりも熟睡できず、夜中に何度も目がさめる場合が多く見られる。朝方早く目がさめてしまって眠れない「早朝覚醒」と呼ばれる症状は、うつ病の不眠として特徴的なものである。

ただ、逆に、うつで過眠になる場合もときにはある。これは寝ても疲れがとれないようなたちの悪い睡眠が、だらだら続くのである。

多くの場合、食欲も落ちてくる。何とか食べることができても、おいしい、まずいという味覚が鈍ってしまう。症状がひどい場合は、何を食べても砂を噛んでいるような感じがするという。食欲のない状態が続くので、多くの場合、体重も減少する。逆に、過食になるという人も少数だがいる。

また、ほとんど例外なく性欲が減退するといわれる。それが病気の症状だという自覚がない場合、ますます自分を否定的にとらえたり、夫婦関係がギスギスしてきたりというようなことも起こり得る。

そのほか、頭痛、頭重感、首や肩のこり、口が渇く、胃がむかむかする、便秘、胸が苦しい、身体がだるい、脱力感といった、さまざまな身体の症状（いわゆる不定愁訴）も起こり得る。

躁病の症状

躁病の症状についても簡単に説明しておこう。

①考えるスピードが速くなり、次々にいろいろなことを思いつく。考える内容は過度に楽観的で、自信にあふれ、ときとして誇大妄想に至ることがある。

②爽快な気分。しかし、意のままにならないと不機嫌になったり、怒りっぽくなることもある。

③意欲は亢進し、行動に抑制がなくなる。ふだん以上におしゃべりで声も大きく、行動が活発になり、休みなくいろいろな行動に移っていく。さして親しくない人にも次々に手紙を出したり電話をかけたり、金使いが荒くなる。

④睡眠時間が短くなる。食欲や性欲が亢進する。

うつ病の特殊なタイプ

特殊なタイプのうつ病についても、簡単にお話ししておこう。

気分の症状よりも身体の症状が前面にはっきり出ている場合、患者は身体の病気と勘違いして、身体に関する診療科を受診することが多い。たとえば、「更年期障害?」と思って婦人科に行く、疲れやすいので糖尿病かもしれないと内科を訪れるというように。最近では、精神科以外でもうつ病に関して知識の豊富な医師が多く、そこでうつ病と診断がつくケースもふえているが、一昔前まではこういう場合、多くは原因不明の不定愁訴と診断されていた。

このように、身体に症状が出て身体の病気と勘違いされやすいうつ病は、身体の病気の仮面をかぶったうつ病ということで「仮面うつ病」という。

「激越うつ病」と呼ばれる状態もある。とくに不安や焦燥感の強い人に多く、とにかくそわそわしてしまって、じっとしていられないくらい不安でたまらない。「もう取り返しがつかない、どうしよう」と言ってうろうろ歩き回ってしまうというような症状である。これは自殺の危険性も高い状態である。

「非定型うつ病」は、過食、過眠を伴うのが特徴である。また、独特の身体のだるさが強く現れ、状況によって気分が多少変化する場合もある。ふつうのタイプの抗うつ薬にはあまり反応しないことが多く、日本ではあまり使われていないモノアミン酸化酵素阻害薬という種類の抗うつ薬がよく効くので、「非定型」と名づけられている。

まれな状態に、「躁うつ混合状態」がある。気分が悪いにもかかわらず活動性が非常に高いという場合や、午前中はうつで午後になると躁状態になる場合など、躁とうつが混ざった状態になっていたり、短い期間で躁とうつを繰り返したりする。

「季節性感情障害」は、アラスカやカナダの北部や北欧など緯度の高い国に多く、冬になると決まって症状が出るうつ病である。日照時間が極端に少なくなることによって生理的リズムに障害が起こり、それがうつ病に帰結すると考えられている。

季節性感情障害の治療法として一、二ヶ月の間、朝または夕の二時間三〇〇〇ルクス以上の明るい光を患者に当てる光療法が施される。これは、ある種の睡眠障害にも効果がある治療法である。

うつ病の診断

目に見えないうつ病の症状を、精神科医はどういうふうに診断するのかお話ししよう。

実際、うつ病の場合、決め手になるような検査所見はない。そのため治療者は、問診によって症状の全体をつかまえようとする。そして、それがどのような経過をたどっているのか、症状の経過を見る。

それ以外に参考材料として、その人のもともとの性格や、うつが始まったときの状況などを考慮に入れ、総合的に診断するのである。ただし、うつ病以外にうつ状態を呈する場合もとても多い。

たとえば、統合失調症のごく初期や、幻覚と妄想が消えた後の一時期に、うつ状態を起こすことがある。また、神経症にうつを伴うケースもしばしば見られる。そして、境界型人格障害の人は慢性的に虚しい感じを抱くため、うつ病と間違われることがある。

身体の病気がきっかけになってうつ病が始まる場合もあるし、パーキンソン病や甲状腺機能低下症のように、身体の病気の結果、うつ状態になることもしばしばある。脳血管障害、ある種の痴呆、脳腫瘍、膠原病などによっても、うつ状態が起こることがある。

うつ病の治療

うつ病の治療法は、身体療法と精神療法とに分けることができる。まずは身体療法から説明しよう。

薬物療法

うつ病は、精神科の病気のなかでも薬がよく効く病気である。したがって、中心になるのは薬物療法である。
①抗うつ薬
うつ病や、広くうつ状態一般の治療の主役を担うのが抗うつ薬である。抗うつ薬は、一般に

第一世代、第二世代と、その開発の時期によって分類されている。

第一世代や第二世代の抗うつ薬の主力は、三環系抗うつ薬といわれるものである。一般的に、三環系抗うつ薬は効果も強いが、副作用も比較的出やすいという印象がある。三環系抗うつ薬の主な副作用には、口の渇き、便秘、発汗、排尿困難、視力調節障害など抗コリン作用と呼ばれる症状がある。そのほか、めまい、血圧低下、頻脈、眠気などが比較的よく見られるものである。四環系抗うつ薬といわれる第二世代の抗うつ薬は、これらの副作用が比較的穏やかである。

第三世代の抗うつ薬として現在脚光を浴びているのが、選択的セロトニン再取り込み阻害薬（ＳＳＲＩ）と呼ばれるタイプの薬である。ＳＳＲＩの抗うつ作用は三環系抗うつ薬を上回るものではないが、抗コリン作用などの副作用がほとんど見られず、過量に服用しても安全性が高い。また、うつ病ばかりでなく、パニック障害や強迫性障害などにもある程度の効果があり、幅広い作用をもつことが特徴になっている。ただしＳＳＲＩにも副作用が皆無というわけではなく、なかでは吐き気、胃部不快感などの消化器症状が比較的起こりやすい。さらに近年では、セロトニン系だけでなくノルアドレナリン系の神経の活性を同じように高めることが、うつ病の治療に有効であるという説もあり、セロトニン＋ノルアドレナリン再取り込み阻害薬（ＳＮＲＩ）も新たに登場した。

ところで、上記の抗うつ薬は、飲み始めてから効果が現れるまでにふつう二週間前後、早くても一週間、薬によっては四週間くらい時間がかかるという特徴がある。他方、副作用のほうはそれよりも早期に出現する傾向にあるため、患者によっては二、三回飲んだだけで止めてしまう人がいる。副作用は、服用を続けるうちに慣れてさほど気にならなくなることも多いので、なるべく中断せず続けてもらいたい。また、気分がとくに悪いときだけ服用するという飲み方では、ほとんど効果を期待できない。しばらく飲み続けることによってじわじわと効果が発揮される、という特徴を覚えておいていただきたい。

なお、投薬は少量から始めてじょじょに量をふやし、減量するときもゆっくり減らしていくことが一般的である。

以下に、わが国で使われている主な抗うつ薬を記しておこう。

◆第一世代の抗うつ薬——三環系抗うつ薬

トフラニール（イミプラミン）——抑うつ気分や意欲の改善に有効。

アナフラニール（クロミプラミン）——強迫性障害にも効果がある。注射薬も使用される。

トリプタノール（アミトリプチリン）——鎮静作用に優れる。

◆第二世代の抗うつ薬

アンプリット（ロフェプラミン）——意欲の改善に有効。副作用が少ない。

アモキサン（アモキサピン）——意欲・気分の改善に優れる。効果の発現が早い。

ルジオミール（マプロチリン）——広範囲の症状に有効。一日一回投与が可能。

テトラミド（ミアンセリン）——鎮静作用に優れる。老人のせん妄にも有効。

テシプール（セチプリン）——効果発現が早く、副作用が少ない。

レスリン（トラゾドン）——鎮静作用に優れる。副作用が少ない。

プロチアデン（ドスレピン）——トリプタノールに似て鎮静作用に優れる。副作用は少ない。

◆第三世代の抗うつ薬——いずれも副作用が非常に少ない

デプロメール／ルボックス（フルボキサミン）——SSRIの一種。強迫症状にも有効。

パキシル（パロキセチン）——SSRIの一種。一日一回投与でよい。パニック障害にも有効。

トレドミン（ミルナシプラン）——わが国唯一のSNRI。広範囲の症状に効果が期待される。

◆気分安定薬

このタイプの薬は、気分をコントロールする脳内の神経系に作用し、機能異常を修復して気分を安定させる働きをもつ。通常、躁状態の改善効果とともに、躁うつ病期の再発予防効果があり、たんに躁状態を力で押さえ込むような薬とは異なる。ふつう双極性障害に用いられるが、ときには再発を繰り返す単極性うつ病にも処方されることがある。

代表的な気分安定薬を以下に挙げておく。

リーマス（炭酸リチウム）——代表的な気分安定薬。弱い抗うつ作用もある。

テグレトール（カルバマゼピン）——もともとは抗てんかん薬の一種。リーマス無効例にも有効な場合がある。

デパケン（バルプロ酸）——もともとは抗てんかん薬の一種。副作用が少ない。

リボトリール（クロナゼパム）——ベンゾジアゼピン系抗てんかん薬。弱い抗うつ作用もある。他の気分安定薬と併用されることが多い。

このほか甲状腺ホルモンも、短期間に躁うつを反復するタイプに気分安定化の目的で用いられることがある。

電気けいれん療法

電気けいれん療法は、自殺しようという考えや衝動が強い場合に行われることがある。これは左右両側頭部に電極を当て、一〇〇ボルト前後の電流を通電することによって全身のけいれんを起こさせる療法である。ケース・バイ・ケースだが、一～二日に一回ぐらいの頻度で繰り返し実施される。

見た目が残酷ということで、日本では一時批判の対象になったため、薬物療法ほど広くは行われていない。通電して全身けいれんを起こすときに意識を失うので、患者はしばしば治療の内容を覚えていない。しかし、薬物よりも効果が速く、意外に副作用が少ないなどのメリットもある。麻酔薬や筋弛緩薬を使用し、身体のけいれんを起こさずに通電すれば、さらに安全性も高くなる。アメリカでは入院期間が限られており、一週間ぐらいで目に見える改善を図らなければならないので、電気けいれん療法はよく使用されているようだ。

断眠療法

断眠療法も広くは行われていないが、ある種のうつ病には有効といわれている。文字どおり徹夜させる場合もあるし、睡眠の後半の午前一時頃に起こし、その後は眠らせないという方法もある。

断眠療法を盛んに行っているドイツのある精神科医は、医学生をアルバイトで使って午前一時頃に患者を起こし、みんなで湖を散歩したりトランプをしたり、コーヒーを飲みながらおしゃべりしたりして夜を明かす、というようなやり方をしているそうだ。

小精神療法(初期の患者への対応の原則)

多くの精神科医は、初期の患者に対応するにあたり、笠原嘉氏の提唱した「小精神療法」を実施している。これはていねいに実行すると三〇分くらいかかるものだが、それによって患者の治療への取り組みや回復過程などがずいぶん違ってくる。また、本人だけでなく家族に必要なものでもある。

①病気であることを明言する

まず大事なのは、患者に病気だとはっきり伝えることである。患者の多くは自分がうつ病という病気だと認識するまで、精神力が弱いせいで調子が悪いと考えがちである。しかし、うつ病は精神力の強い弱いとは無関係である。

私は初期の患者に対しては、胃潰瘍など身体の病気を例に出して、「うつ病は本質的には身体の病気と同じような病気なのだ」と説明している。胃粘膜のただれを気合で治すことができないように、病気は精神力だけでは克服することができない。そう伝えることで、多くの患者はホッとするし、薬や療養も促しやすくなる。

②できるだけ早く、休息生活に入らせる

うつ病の初期治療には、しっかり休息をとることが不可欠である。休息は心身両方に必要であるから、なるべく仕事や家事労働から離れることを勧める。また、患者が心身ともに休めるような環境を作ることも大切である。

ただ、私たちの生活は、身体は休めても気持ちが休まらない場合が多い。たとえば、患者が主婦で、休息のために家で寝ているとする。身体は休めているが、家の中がどんどん散らかっていく。あるいは、疲れて帰ってきた夫が家事をやっている。このような状態では、患者の気持ちは休息がとれない。そういう場合には、休息を目的にした入院治療も考慮されるべきである。

働き盛りの男性の患者が家で休んでいる場合も、近所の人に失業していると思われるのではないかと気になり、心が休まらない。そういうときも、医師に診断書を書いてもらって会社をしばらく休み、入院したほうがいい。入院を勧め、本人も「よし、もう、しょうがないから休むぞ」というような開き直りの気持ちが生まれてくると、それが回復の一歩につながるものである。

③予想できる治癒の時点をはっきりと述べる

患者の七、八割は短くて三ヶ月、多少長くても六ヶ月以内には、本来の状態に回復する。治癒する時期は人によって異なるので、予想するのはむずかしいが、それくらいの期間で回復するという見込みを伝えるのである。

④治療中は「自殺しない」と誓約させる

そんなことは無駄ではないかと思われるかもしれない。しかし、自殺する寸前に、誰かの顔を思い出して思い止まる例は多いという。うつ病を患った方から、「踏み切りに飛び込もうとしたときに妻の顔が浮かび、自殺を思い止まった」という話を聞いたことがある。

そこで、患者が仮に自殺を考えたときに、「でも、あのとき、医者と約束したな」というふうに思い出してくれれば、多少なりとも抑止力になれるのではないか。そんな思いを込めて、患者に誓約してもらっている。

⑤人生に関わる大問題の決定は先送りさせる

患者は、「自分は職場に迷惑をかけているから、辞めたほうがいいのではないか。会社にいないほうがいいのではないか」というような考えを抱きやすい。しかし、そのような人生の大問題は、心身が回復してからゆっくりと考えればいい。調子の悪いときにあわてて決める必要はないのだと説得する。

⑥病状に一進一退があることをあらかじめ伝えておく

うつ病は、もっとも調子の悪いどん底のときを過ぎて回復期に入ると、良くなったり悪くなったりしながらじょじょに回復していく。こういう時期を、私たち治療者は「三寒四温」と呼んでいる。

しかし、それを知らない患者は症状が少し良くなった段階で、「ひょっとしたら、このまま良くなっていくのかもしれない」と希望をもつ。そして、そう思った次の日に症状が悪くなると、本当に絶望してしまうのである。しかも回復期は、どん底のときに比べると少しエネルギーを取り戻した状態である。行動する気力があるから、自殺も多くなるのだ。

自殺を防ぐ意味でも、回復期には「三寒四温」という状態があるのだと説明している。そして、「三寒四温」が始まったらそれは回復期に入った証拠なのだ、と繰り返し言っておく。

⑦服薬の重要性と副作用について説明する

副作用というと、怖がる人がいるかもしれない。でも、この場合の副作用のほとんどは飲み始めに多く、続けて飲んでいくうちに軽くなっていく。また、抗うつ薬の副作用で深刻な症状が出ることは、比較的少ない。

*

以上、うつ病とその治療法の概略を述べてきた。なかでも薬物療法と小精神療法的対応は、今日広く行われている「治療の常識」といってもさしつかえない。まず、常識的な治療をしっかり実施することが大切である。とはいえ、それだけでは不十分なケース、つまり休養と服薬だけではなかなか回復に向かわない人が目につくようになってきた。それだけに、うつ病に対する精神療法の重要性が多くの治療者に認識されるようになってきたのである。次の章では、うつ病に対する系統的な精神療法について述べることにしたい。

［中村敬］

2　うつ病の精神療法

日本でも一九七〇年代後半以降、「うつ病の精神療法」が論議されるようになった。その背景には、薬物療法がうつ病に対して目覚ましい効果を挙げる一方で、治りにくい（難治性）例、長びく（遷延性）例もまた確実に増加してきたということがある。こうした難治性、遷延性うつ病への取り組みを行うなかで、薬物療法ばかりでなく、心理的・社会的側面からの理解と治療が改めて求められてきたのである。また、同じ頃からアメリカを中心に、うつ病を対象として選んだ精神療法が相次いで開発され、八〇年代を通してそれらの臨床効果が実証されてきた。今日では、「どのような精神療法がうつ病に有効か」という問いを越えて、「どのような患者に、いつ、どんな精神療法を適用すべきか」という問いが、より重要になっている。そこでこの章では、まずこうした新しい精神療法を中心に紹介し、次いでうつ病の各時期に応じた精神療法の実際的な要点をまとめることにしよう。

うつ病に対する欧米の精神療法

ここに紹介する三つのアプローチは、いずれもうつ病を対象に北米で開発された精神療法である。うつ病患者の状況や自己認知の歪みを問題にするか（認知療法）、状況に対する患者の対処プロセスを取り上げるか（問題解決療法）、あるいは患者を取り巻く対人的状況に目を向けるか（対人関係療法）と、立脚点に相違はあるものの、どの方法もそれぞれ特定の領域に焦点を合わせて組み立てられた、短期精神療法という点で共通している。治療の対象は、元来軽症から中程度までの大うつ病の外来患者とされていて、精神病性うつ病などの重症例は適応とならない。ただし、ベックの認知療法や対人関係療法は、のちに双極性障害や入院中のケースにも適応が広げられ、また集団療法や夫婦療法の形でも実施されている。

認知・行動療法

認知・行動理論にもとづくうつ病の治療にはさまざまなものがあるが、ここでは代表的なものの二つを紹介する。

①認知療法（Cognitive Therapy）

A・T・ベックによって創始された認知療法は、多くの実証研究によって治療効果が確かめられており、今日幅広く普及している。

ベックらによれば、うつ病の人には自己、世界、そして将来に対し、特有の否定的な認知の歪みが認められる（cognitive triad）。こうした認知の歪みは、状況に対して自動的に働く種々の思考——たとえば、オール・オア・ナッシング的思考、独断的推論、選択的抽出、「すべき」思考など——に現れる。そして、こうした自動思考の根底には、人生を通じて構築されてきたその人固有のスキーム（基本的信念）が存在し、それがうつ病エピソードのなかで活性化されるのだという。

ベックは、必ずしも認知の歪みがうつ病の一次的原因と見てはいないが、うつ病期には否定的な認知と感情、行動が悪循環をなすと考える。そこで、自動思考や根底のスキームを修正することによって、この悪循環が断ち切られ、うつ病の改善がもたらされるのだという。

認知療法では、活動スケジュールや段階的課題設定など行動的技法も用いながら、治療者と患者が協力して、あたかも「仮説を検証する科学者」のように、患者の認知の妥当性を吟味していく。治療者の対応は能動的、指示的、教育的だが、同時に患者にはホームワークの遂行などを通じて、自己治療的な取り組みが求められる。

②問題解決療法（Problem-Solving Therapy）

ネズらは、うつ病に関する種々の認知・行動理論を統合して、問題‐解決モデルを提唱した。うつ病は彼らによれば、人生における否定的な出来事、それに日常のストレスをもたらす問題に対して、効果的な対処（問題解決）が行われなかったとき発症する。

ところで、問題解決のプロセスは次のような五つの構成要素から成り立っている。第一の要素は指向性であり、それ以降の問題解決プロセスへのモチベーションを規定する。第二は、問題の定義づけである。この段階で問題となっている状況の性質を見きわめ、解決目標が設定される。第三の要素は、多様な解決策を想定する、一種のブレイン・ストーミングの段階である。第四の要素は、解決策の決定である。ここで、目標達成の可能性、予想される障害や方針を実現する個人の能力などの観点からそれぞれの解決策が吟味され、もっとも効果的な方針が選択される。最後の要素は解決策の実行と確認であり、個人の対処技術に関わるところが大きい。

このような問題解決プロセスで、うつ病者には一つないしそれ以上の要素に特徴的な欠陥が認められる。そこで、各要素ごとに系統的なトレーニングを行い、より効果的な問題解決を促すことが、結果としてうつ病の症状を軽減し、今後の発症を予防する手だてになると考えるのである。

対人関係療法（Interpersonal Psychotherapy　ＩＰＴ）

対人関係療法（ＩＰＴ）は、クラーマンとワイスマンによって定式化されたもっぱらうつ病を対象とする精神療法だが、その源流は、アドルフ・マイヤーの精神生物学やＨ・Ｓ・サリヴァンの対人関係理論にある。

ＩＰＴはうつ病を構成する三つの要因のうち、症状形成と社会的対人的機能の二つに介入して、パーソナリティそのものは治療の対象にしない。初期には速やかな症状軽減を図るため、患者にうつ病を医学的に説明し、病者としての役割（sick role）を与えることが重要になる。積極的に薬物療法も併用される。それと同時に、直接うつ病の引き金となったか、あるいはうつ病によって引き起こされた社会的コンテクストの把握に努める。うつ病の背後にある対人関係の主要な問題は、ⓐ対象喪失後の悲哀、ⓑ対人的あつれき（役割葛藤）、ⓒ役割の変化、ⓓ対人的能力の欠損という四つの領域に分類される。

たとえば、うつ病の背後に持続的な夫婦の葛藤（領域ⓑ）が認められるというように、問題領域がはっきり特定されると、治療中期からはそこに焦点をおいた介入が行われ、たんなる洞察に止まらずより具体的、直接的な対人関係の改善を目指していく。ＩＰＴの治療技法自体に特異的なものは少ないが、対人関係の問題を明らかにするためのコミュニケーション分析、そしてより適応的な対人関係を築くための生活技能訓練が重要である。

ＩＰＴは、認知療法とならんで大規模な実証研究が進んでおり、とくにアメリカの国立精神保健研究所（ＮＩＭＨ）による比較研究では、治療一二週の時点でイミプラミンと同程度の症状改善効果を認めている。

その他の精神療法的アプローチ

力動精神医学はフロイト、アブラハムから現代に至るまで、うつ病の理解に多くの貢献をもたらしたが、その一方で実践的なうつ病の治療論を提示しているのは、今日アリエティ、ベムポートら少数に限られている。ベムポートは、「性格因性および反応性うつ病」の精神療法を次のように定式化した。多くの場合、患者は支配的他者から愛情と承認を得るための絶望的な努力を続けており、その破綻がうつ病エピソードという結果になっている。こうした他者に病的に依存したあり方は、現実の治療関係に持ち込まれる。そこで転移と抵抗の解釈を通じて、彼らに特異的な脆弱性をもたらした小児期の経験が探索される。次いで、より適応的、自立的な自己、他者評価に置き換え、それを日常生活のなかで確立していくことを目指すのである。

さて、近年多くの疫学的調査から、夫婦あるいは家族内の葛藤がうつ病の発症に関与するとともに、うつ病の結果起こった家族内の緊張が、とくに女性の場合は症状軽快後も持ち越されやすいことが明らかにされた。また統合失調症と同様に、うつ病者でもEE（Expressed Emotion　感情表出）の大きい配偶者が回復や予後にマイナスの影響を及ぼすことが確認されている。こうしたことから、うつ病への夫婦療法、家族療法的介入も今日盛んになってきた。認知療法やIPTの立場からのアプローチは先にも言及したが、そのほかにも一定のプログラムにもとづく家族への心理教育が試みられ、とくに患者が女性の場合、その有用性が高いことが認められている

うつ病に対する精神療法の基本モデル

ここでは、うつ病に対する実用的な精神療法の基本モデルを記すが、まずその前に基本的な観点を明らかにしておこう。

①うつ病を生物-心理-社会的な次元が関与する病態として理解する。うつ病の治療に当たって、生物-心理-社会的次元の全体を見渡す必要があることは今日、どんな学問的立場を取るにしろ共通の認識といえよう。

②積極的に薬物療法との統合を図る。

わが国では、精神科医がうつ病の患者に抗うつ薬を投与しつつ、同時に精神療法的対応を行

うことが一般的である。したがって、うつ病の経過には薬物が干渉していることを踏まえ、その経過に沿って精神療法を組み立てる必要がある。とくに、抗うつ薬は自然に経過するのに比べ速やかな改善をもたらす反面、症状が残ってしまったり再発が少なくないことを考慮すると、回復期に治療上の工夫が重要である。

③特定の治療理念や技法にとらわれず、患者に応じて治療を組み立てる。

先に見た種々の精神療法には、それぞれ長所と限界がある。したがって、それぞれの特長を取り入れた統合的な方法を目指すとともに、個々の患者に見合った方法を柔軟に選択することが大切である。

④時期に応じた治療の焦点と目標をたえず念頭におく。

統合的なアプローチを図るさい、焦点や目標が不明瞭になるとたんなる技法の寄せ集めや、場当たり的な対応に陥りかねないからである。

⑤適応と限界を定める。

ここに記す対応は原則として大うつ病（単極型うつ病）を対象とするが、双極性障害のケースにも応用可能である。一方、人格障害を伴う気分変調症の患者には、別個のアプローチを必要とする。

初期治療

この時期は、休息と薬物療法が治療の中心となる。したがって精神療法的アプローチの目的は、患者が病気であることを受け入れ、休息がとれるよう、心理的環境的条件を整えることにおかれる。sick roleを治療的に活用することだといってもよい。こうした初期治療の原則を簡潔明瞭にまとめたのが、前章で紹介した、笠原の提唱するうつ病の小精神療法である。

さらに初期の精神療法の課題のひとつは、良好な治療関係を速やかに確立することである。NIMHの調査でも、うつ病治療初期の支持的アプローチの価値が予想以上に高いことが確認されている。たとえば治療者は、この時期患者が治療に疑念を抱いたり、悲観的な考えをもちやすいことに理解を示したうえで、何度でも「治る」という保証を与えるべきである。また、たとえわずかであっても自己評価の回復が芽生えることは、のちの治療的展開を促す足がかりとなる。そこで、治療を求めるまでの患者の苦闘をねぎらいながら、立ち直ろうとする努力を空転させるようなうつ病の性質をさりげなく説明するのもよい。自己努力は後々大切になってくるが、とりあえずは治療者に任せて一息入れてもらうよう伝えるのである。また同時に、うつ病の患者に関わる治療者自身にも、しばしば無力感やいらだちが起こりやすいことを自覚しておく必要がある。

一方、家族（通常は配偶者）に対しては、初回の小精神療法に加えて、ベムポートや西園昌久氏が勧めるように同席面接を継続していくことが望ましい。とくに患者が既婚女性の場合、経過が長びくほど夫の関心が乏しくなる傾向にあるので、夫の協力が回復の支えになることをあらかじめ伝えておいたほうがよいようだ。

そのほか、多くの治療者が指摘するように、死にたいという気持ちがあるかないかをよく確かめ、自殺を考えているときは直接話題に取り上げて、患者の絶望感にチャレンジすべきである。また、とくに外来患者の場合は、規則的に服薬していないことが多く、指示通り服薬していたとしても内心、薬への不安をもつ人が少なくない。そこで、薬への不安や不信感は十分言葉に表してもらい、率直に話し合うことが、服薬を続けてもらううえでも重要である。

回復期の治療

この時期の目標は、速やかな回復を促し、社会的役割に復帰させることにある。このプロセスで失敗すると遷延化することになるので、とくに心理的・社会的アプローチの工夫を要する時期である。

①うつ病についての心理教育

筆者らはうつ病の入院患者を対象に、グループによる心理教育を実施してきた。心理教育では病気の性質、症状と経過、性格と発病状況の関わり、抗うつ薬とその副作用などについて、レクチャーとディスカッションを行って知識を共有できるようにし、患者が病気に主体的に取り組めるようにした。

②行動の拡大と自己治療的取り組みを促すアプローチ

患者の意欲、活動性が回復し始めた頃から、試しに少し動いてみるつもりで、散歩やレクリエーションなど軽い身体活動を促していく。こうした指導は多くの精神科医が常識的に実施していることだと思うが、そのさい神田橋條治氏が指摘するように、患者の身体感覚や外界への自然な関心を回復の指標にしながら、治療者は患者が行動を広げる速度を見守り、しだいに自己調節が可能となるよう助言を与える。

さらに、この時期は本来状態が変動しやすいうえに、行動範囲が広がって社会的現実に再び向き合うようになるため、しばしば不安や抑うつ感が再燃しやすいときでもある。そこで森田療法的にアプローチすることにより、こうした気分の揺らぎを「あるがまま」にして、気分に翻弄されずに日々の生活を整えるよう指導することが重要である。この方法は後で詳しく述べることにする。

また、日記や記録を手がかりにこうした気分変動に先行する自動思考をとらえ、修正を加えるという、認知療法的アプローチが考慮されてもよい。要は、認知と感情が悪循環することによって回復過程が停滞するのを防ぎ、さらに患者の自己治療的側面を強化していくことを目指すのである。このようにじょじょに自己治療的取り組みを奨励していくことには、患者が治療者への依存を深め、sick role が固定化するのを防ぐ意味合いもある。

③病前性格と発病状況との関連を理解する

ここでは、自らの性格傾向を知り、誘因となりやすい状況（執着性格の人の過労状況、メランコリー親和型性格の人の種々の状況変化など）をわきまえ、対処策を考えていくことが課題である。そのさい、洞察を通して病前の人格を変えることを目指すのではなく、基本的には病前人格を温存したうえで、具体的な行動のレベルで状況に対する「ほどほどのやり方、時間をかけた適応」を探ることに主眼がおかれる。必要に応じて、自己主張のしかたなど種々の対処技術を指導することもある。

④職場・家庭環境の調整

上に述べたような過程で、誘因となった状況が持続していたり、あるいは発症後に社会復帰を妨げるような状況が生じたことが明らかになった場合、治療者と患者が協力してその修正に当たる必要がある。一般に会社勤めをしている人には、職場と交渉するように勧め、援助していく。また、患者が主婦である場合には、とくにきめ細かく家庭での様子を聞き、生活のイメージを具体的に思い描きながら、キーパーソンを同定し、調整に当たることにしている。ここではＩＰＴや夫婦療法的アプローチが有効であり、キーパーソン（通常は夫）との間で、相互の役割期待のずれを修正することがことに重要である。なお、配偶者の変化が患者に好ましい影響を与えたときは、それをフィードバックして配偶者のモチベーションを強化することも忘れてはならない。

中間期(病間期)の治療

この時期には、矢崎妙子氏の中間期精神療法など人格および価値構造の改変を目指すようなアプローチも提唱されているが、実際には症状消失とともに治療に対するモチベーションが低下することもあって、その実施はかなり困難である。むしろ、再発防止のため、うつ病を招来するようなライフ・スタイルを部分的に修正することが現実的な目標であろう。たとえば、過労を防ぐために帰宅時間を定めたり、定期的に有給休暇をとるなど、日常生活に患者なりの工夫を施すように助言していく。また、予想されるストレスを伴う出来事について、その心構えを話し合うこともある。

次のテーマは、服薬をいつまで続けるか、中止した場合、何を目安に再開するのかである。この点で、患者自身に再発のサイン（初期症状）を把握してもらうことが重要になってくる。このような病間期の課題を達成していくには、外来面接だけでなく、自助グループが高い効果を発揮する。とくに再発を繰り返してきた症例や遷延後の回復例など、再発防止に強いモチベーションをもつもの、また他者への依存を好まず、通常の精神療法のセッティングに馴染まないようなケースには推奨されてよい方法である。

遷延例の治療

最近問題となる長びくうつ病の例（遷延例）には、とくに精神療法的アプローチの必要性が高い。治療の基本は、長びく要因を特定し、それを軽減、除去して通常の回復過程に戻すことであるが、同時に身体療法の見直しも必要となることが多い。そこで、心身両面での治療強化を行うという意味でも、患者の膠着状況に変化を与えるという意味でも、いったん入院による仕切り直しを行うことがしばしば有効である。

治療に際してはまず長びかせている要因を探索するが、多くは医原性要因を含め、複数の要因が絡み合っている。しかし、一つの要因が解決されると他の問題にポジティブな連鎖反応を及ぼすことも少なくないので、まずは修正しやすい問題から手をつけることが原則である。

長びかせている要因が同定されたら、次にその問題に応じて適切な治療方法を考慮する。たとえば、元来要求水準が高いため、うつ病にかかった後、失墜した自己評価が回復していないようなケース（depression about depression）には、より自己自身に焦点を合わせた認知療法が有用であろう。また、背後に家族内葛藤が持続しているような症例には、ＩＰＴもしくは家族療法の系統的実施が有効だと考えられる。さらに、患者の「かくあるべし」の態度が遷延化にあずかっているようなケースには、森田療法を弾力的に応用したアプローチが効果的である。いずれにせよ、長びくうつ病の治療には、治療的オプションをなるべく多く備え、それぞれの患者に応じて計画的に治療を組み立てることが一層重要になってくる。

*

以上、うつ病に対する新しい精神療法を紹介し、病相期から中間期にかけての精神療法の基本的モデルと遷延例治療の方針について、その要点を述べた。一種類の抗うつ薬が万能でないのと同様に、一つの精神療法があらゆるうつ病に有効なわけでもない。したがってうつ病の精神療法を考えるには、統合的かつ選択的な視点を欠かすことができないといえる。〔中村敬〕

3　森田療法によるうつ病治療の考え方——養生論

私たちは常日ごろ「四苦八苦する」という表現を用いているが、「四苦」とは仏教の考えにもとづくもので、生・老・病・死を指している。誰でも病に陥る可能性を避けることはできない。いかに予防に努めても、病気にかかる可能性は常に私たちの中にある。そういう意味で、病むということは人間の根本的な苦悩のひとつなのである。

もちろん、病にはいろいろな種類がある。風邪や軽い胃腸炎から、癌、心筋梗塞、脳血管障害のように現代人の三大死因といわれるほど深刻な病までさまざまだが、うつ病もそういった多くの病のひとつにほかならない。

しかしうつ病には、身体の病気と明らかに異なる点がある。それは、症状が目に見えないことである。それだけに、本人も病気と気づきにくく、周囲の人にも理解されにくい病気である。したがって、うつ病の患者はしばしば、自分の病を他人に理解してもらいにくく、そこが一番つらいと訴える。

周囲がしばしば誤解しやすいことに加え、いっそう問題なのは本人がこの病気を誤解してしまうことである。多くの患者は、うつ病は自分の能力や精神力の問題だと考える。あるいは、もう自分はボケたのだというふうに誤認している。そして憂うつな気持ち、無力な気持ちにますます深くはまってしまうのである。

そうであるがゆえに、うつ病に陥ったときにはまず自分が病気であることを知り、それを受け入れることが回復の第一歩なのである。病気を受け入れるということは、養生の出発点でもある。

養生とはどういうことか

養生というと、ずいぶん古めかしい言葉だと感じる人も多いだろう。しかし、ここで私たちが身体の病気になったときはどうしているか、改めて考えてみてほしい。

熱が続いて体がだるいときには、無理に運動などせず、体を温かくして安静にする。熱で汗をかいたら、すぐに体を拭いたり着替えたり、冷やさないようにして、玉子酒などを飲んで滋養をとるようにする。下痢が続く場合は、日頃の暴飲暴食をやめ、消化のいい食べ物を少しずつとり、水分を補給する。お腹が痛いときは、身体を横にし静かにして過ごす。

このように、ほとんどの人が体調を崩したときに当たり前のこととして行っている病気への対処は、人間の長い経験から知らず知らずに受け継がれてきた生活の知恵のようなものである。こうした人間の経験的な知恵が、近代以前の医学の中心になっていた。

医学の祖といわれるヒポクラテスの医学に対する考え方は、病の自然回復を促進するという観点にもとづいている。彼は、医療において大事なことは、まず第一に患者に害を与えないことだとも言っている。

ヒポクラテスは養生ということをとても大事にしていたと思うのだが、彼と同じように考えた人は日本にもいた。江戸時代に『養生訓』を書いた儒者、貝原益軒である。『養生訓』の現代語訳を引用すると、「養生の道は元気を保つことが根本である。元気を保つ道はふたつある。元気を害するものをとり除くことと、元気を養うこと」とある。

ここでの「元気」は現在使っている「元気」という言葉とは意味が違い、もう少し「気」ということに意味が込められており、心身の根本にある生命力とでもいうべきもののようである。こうした養生の思想はヒポクラテスの観点と共通するものと考えてよかろう。貝原益軒はこのような健康観に立ち、たとえば飲食、飲酒、飲茶、便通、入浴というふうに事こまかに分けて、留意すべきことを説いている。『養生訓』はきわめて具体的な内容なので、今でも充分役に立つが、貝原益軒のような観点は近代以前の医学では当たり前のことだったのである。

近代以降の医学は、病気の原因を科学的につきとめ、それを取り除く技術として発展した。たとえば感染症にかかると、その原因となる病原体を見つけ、抗生物質などの薬物を用いる。それは、近代医学のモデルともいうべき病への対処法である。

現代の医学は、そこからさらに遺伝子レベルの治療や臓器移植へと非常に高度化している。しかし、原因を除去する、あるいは病んだ臓器を取り替えてしまうというような発想だけで、今の医学が人々の生きた治療になるかというと、そうは思えない。

一例を挙げると、糖尿病という病気がある。この病気の原因は糖の代謝障害が土台となっており、その仕組み自体は解明されつつある。実際に、血糖降下剤や血糖調整剤のインシュリンを使って治療をしてもいる。

しかし、糖尿病は生活習慣病の代表選手でもある。したがって、この病気の進行を防ぐためには生活を見直し、適正な食事と身体を動かす生活を実践していく必要がある。糖尿病が軽い状態であれば、薬を使わずに食事療法と運動療法を実践すること、つまり養生が治療となり、同時に病気の進行の予防にもなる。

そこで、糖尿病の専門医は糖尿病教室などの機会を設け、患者にこの病気のことをよく知ってもらおうと努めている。患者自身が自分の意志で食事療法や運動療法に取り組めるようにと、援助を行っているのである。この場合、治療に取り組み回復していく主体は、何よりも患者自身であるという視点がある。

近代医学や現代医学ではたいていの場合、医者が薬やメスを使って治療操作を施している。この場合の主体は医者であって、患者は操作を施される対象になってしまうことになる。現代の医療はどんどん高度化し、さまざまな薬物や医療技術が発展しているが、そこからは養生の視点というものが抜け落ちやすく、だからこそ改めて患者を主体においた養生が大切になってきているのである。

うつ病は自然に回復する

うつ病をはじめとする心の病についても、まったく同じことがいえると思う。精神科医の中井久夫氏は、養生ということについて次のように定義している。

それは、「自然回復力のある疾患において、できるだけ有害な要素を除き、疾病過程および回復過程自体から悪循環を発生しないようにしつつ、その疾患を『ベストフォーム』において経過させる」ということである。「ベストフォーム」とは、すんなりとこじれずに回復していくという意味であろう。自然回復力のある疾患ということでは、うつ病はまさにそれに該当する。病気本来の性質として、自然治癒の経過をたどる病なのである。

抗うつ薬が開発されるはるか前から、うつ病は時間が経てばひとりでに元の状態に戻る病だと知られていた。問題は、回復するまでにかなり時間がかかることと、その間患者が非常な苦痛をこうむるということである。そのために今は、早く軽く回復させようと薬を使用しているのである。

けれども、服薬すればたちどころに病気が治るわけではなく、回復にはそれなりのプロセスが必要である。したがって、うつ病という病気とその回復のプロセスをあるがままに受け入れること。そして、悪循環に陥らないような生活を心がけ、自然治癒力に身を委ねること。これが程度の如何にかかわらず、うつ病養生の基本になると思われる。

森田療法も、自然治癒力を促進していくという観点に立っている。森田は「自然良能」という言葉を好んで使い、「凡《およ》そ病の療法は此《この》自然良能を幇助《ほうじょ》して、之《これ》を発揮増進せしめ、以《も》って常態に復せしめ、更に進んで病に対する抵抗力を益々増進せしむるにある」と言っている。

森田療法は神経症の治療法として編み出されたものだが、このように基本的な考え方はうつ病に充分応用できると思うのである。

森田療法の養生

そこで、もう少し「あるがままの養生法」という森田療法的な養生についてお話ししよう。

医者にうつ病と診断された人が、その事実をすんなり受け入れることができれば、治療は比較的容易だといえる。しかし実際には、そんなにすんなりと受け入れられない場合が多い。うつ病の人は、自分が体験しているうつによる困難の原因を、自分の精神力の弱さや能力不足ととらえるからである。しかも、このような見方はうつ病の症状のひとつでもある悲観的な考えに裏打ちされているので、なかなか頑固なものである。

たとえば、「自分がうつ病だということはわかりました。でも、やっぱり私が弱いから、うつ病になったんでしょう」と言う人が、よくいる。また、うつ病にかかる人はもともと努力型なので、うつ病も「力を振り絞って、精神力や努力で克服しなければいけない」と考える人も少なくない。

さらには、どうしても仕事のことを考え「何月何日に大事な仕事があるから、それまでに治さなきゃいけない」と考える人もいる。病気から回復するということさえも、「〜しなければならない」という自分のスケジュールに合わせなくてはと考えてしまうのである。

このような患者も、身体の病気や骨折で一歩も歩けないという状態であれば、「しかたない」と諦めがつきやすいのかもしれない。うつ病は目に見えないだけに、多くの患者は自分が病気であることを心のどこかで受け入れられないのである。

また、第1章で述べたようにもともとうつ病の人には、ものごとを「こうあるべきだ、こうせねばならない」ととらえる「べき人間」が多く見られる。うつ病の人の性格傾向である几帳面《きちょうめん》さや、仕事熱心さ、あるいは融通がきかないといった性質も影響していると思うのである。

そこで、自分が病気であると聞いても、それを受け入れない人、あるいは一見受け入れたように見えても、努めて早く治さなければと考える人に対しては、森田正馬自身のエピソードを紹介している。

森田の直弟子であった高良武久《こうらたけひさ》は、

「森田先生は病気で寝ているときでも、平熱のときには一番精力のいるものを書く仕事をされた。熱が三十七度以上になったときは、本を読む程度の仕事をされた。それ以上の熱のときには、本を人に読ませて聞いていた。熱の状態によって、無駄にならないよう相応《ふさわ》しく仕事をした」

と語っている。

森田自身の病への対処法は、熱が何度あろうとものを書くという姿勢がいいわけではなく、行動を熱に応じて臨機応変に切り替えていくのが大切だということである。この場合の発熱とうつ病の症状は、病気の症状という点では本質的に同じである。おそらく森田も、三九度以上発熱したときは人に本を読んでもらうこともせず、眠りについただろう。同じように、うつの程度が非常に重いときは、何もせずに休んでいることが最良の方策である。うつ病にやみくもに抗《あらが》い、どんな症状であってもいつも通りの仕事をすべきだということではなくて、うつの程度にふさわしく行動を調節していくことが大切なのである。

したがってこれまで述べてきたように、ここでいう「あるがまま」の養生法の第一の意味は、自分が病気にかかっているという現実を受け入れることである。

もうひとつの意味は、うつ病はどん底を過ぎれば必ず回復期に入るので、そのときは森田療法の言葉でいうところの「生の欲望」、つまり、より良く生きようとする願いや意欲をじょじょに無理なく発揮し、心身の健康な働きを助長していこうということである。

いいかえれば、うつのときに停滞していた自然な欲求の回復を大切にし、その芽生えを育むことである。その二点が森田療法の「あるがまま」なのである。

養生のコツ

うつ病という病気には経過がある。養生のしかたはその時期によって少しずつ違ってくるのだ。うつ病の経過は「極期」と呼ばれるどん底の時期、回復が始まってから前半の時期、回復の後期と大きく三つに分けることができる。それぞれの時期に応じた養生のしかたをお話ししよう。

極期の過ごし方

極期の過ごし方には、そんなにあれこれ方法があるわけではない。まずはゴロゴロ寝て過ごすこと。「果報は寝て待て」と考え、無理に何かをしないことである。

いきなり何だと思われるかもしれない。

しかし、極期は何をする気力も湧かないどん底の気分である。ふだんは興味をもって見ているテレビ番組も頭に入ってこない。好きな音楽を聴いてもうるさく感じるだろう。たとえて言えば、三九度以上の熱が出ているのと似た状態である。そのようなときには、何か行動することによって状態の改善を図ろうとしても、まずうまくいかない。

実際、入院中のうつ病の患者たちがある程度改善したときに、「どん底のときの過ごし方で、何がよかっただろう」と聞いてみるのだが、誰もが結局は寝ているのが一番楽だということだった。だから、こういうときは「寝ていてはいけない」などと思わずに、とにかくゴロゴロしながら回復期が始まるのをじっと待つのが得策である。イメージとしては、春に備えて冬眠に入るというような心構えでいいのではなかろうか。

ところが、うつ病の患者の発想は逆で、ゴロゴロ寝て過ごしてはいけないという心の構えが強い。とくに仕事人間の人はその傾向が強いので、そのような人には「今のあなたの仕事は休息していることです」といった説明をする。事実、この時期に一番必要なのはよく休息をとることである。そのため、本人だけでなくまわりの人も含めて、患者が休息できる環境作りを考えたほうがいい。

わかりやすい例をあげよう。単身赴任中にうつ病になった場合、赴任先で病院に通うよりも、自宅に帰って家族のもとで休息するほうがいい。主婦がうつ病になった場合は、家で横になっていても部屋がちらかっていることが気にかかったり、夫や子供たちに家事を任せることで後ろめたさを感じるなど、気持ちのうえでなかなか休息をとりにくいものである。そういう場合は、入院治療も選択肢のひとつである。

社宅住まいの場合も、周囲の目が気になって、家にいても気配を殺して過ごしたり、日中は外出できないという人が多くいる。もしそうなら、一時的に実家に帰るという方法もあると思う。つまり、どういう場所でゆっくりするのが一番心身の休息につながるかということを、周囲の人もよく考える必要があるのだ。

もうひとつ大切なのは、通院と服薬を欠かさないことである。これは極期に限ったことではない。うつ病からの回復には、全経過を通じて通院と服薬が欠かせない。養生の実践は、薬に頼らず自力で回復を図るということではない。もしかしたら、読者のなかには薬を飲みたくないから、自力で治すためにこの本を読んでいるという方がいるかもしれない。しかし病気の性質上、通院して治療を受け薬を飲むということは、どうしても必要なのである。

自力で克服しなければという発想は「かくあるべし」という考え方に通じてしまい、結果的には自分を追い込むことになりやすい。先にお話ししたように、うつ病は精神力が問題で起きるのではない。

もっとも治療者がそう説明しても、規則的に薬を飲むようになるまでにはずいぶん時間がかかることがある。そして、本人が「もうジタバタしてもしょうがない。病気と心得て薬を飲もう」と考え規則的に服薬を始めたら、その段階で回復のきっかけをつかんだということができるのである。それまでは自力で何とかしようとしてかえってエネルギーを消耗し、深みにはまってしまうという事態に陥りがちである。

泥道で車がスタックしたとき、多くの人は何とかそのまま脱出しようとしてエンジンをふかすだろう。でも、エンジンをふかせばふかすほど、車は深みにはまってしまう。そういうときは、後ろからちょっと押してもらっただけで泥道をスッと抜けることができたりもするのである。薬は、その後ろから押してくれる働きをするのだとイメージしたらいいのではないだろうか。

だから、まずは「服薬することイコール自己の敗北で、自分の精神力で乗り切ることが勝利だ」という構図から抜け出すことが大切である。薬は自然回復の力を後押しする働きをもつものだ、ということを忘れないでほしい。

治療者の指示に従って規則的に服薬すると、「気持ちが少し楽になってきた」という感じが自覚できる。ただ、服薬して効果を感じるまではふつう一～二週間、ときには四週間くらいのタイムラグがある。アルコールだと飲んですぐに気分が明るくなるため、その効果を実感しやすいが、抗うつ薬の場合は時間が少々かかるのでなかなか実感しにくい。

いわゆる安定剤である抗不安薬は、飲んで一五～三〇分間で効果が出てくる。そのため服薬を始めた当初は、安定剤は効くけど抗うつ薬は効かないと感じやすいことも覚えておいていただきたい。

回復前期の養生

冬のあとには必ず春が来るように、どん底を過ぎれば必ず回復期が訪れるものである。「出口のないトンネルはない」ともいうように、出口のない真っ暗な道を歩んでいるように思えても、しばらく進んでいくと先に明かりが見えてくる。

回復期の始まりの時期には、まず日によって少し気分の波が起こってくることが多い。長続きはしなくても、少し楽になったと感じる日が訪れるのだ。どん底の時期にあった、ジリジリソワソワするような、追い立てられているような感覚も少なくなる。

ただ、こうした良い状態はえてして長続きしない。その日は少し気分がよくなったと思えても、翌日にはまた後戻りしているような感じである。このような時期を、私たち治療者は「三寒四温の時期」と呼んでいる。そして、「三寒四温」が始まったら、ぼつぼつ養生の実践を心がけていくよう勧めることにしている。このときの養生で一番のポイントは、状態に応じて臨機応変に休息と活動のバランスを調節することである。

休息と活動のバランス

森田は発熱の程度に応じて行動を切り替えたと書いたが、うつ病の養生の基本も、状態に応じて活動と休息のバランスを図ることである。

ただ、発熱は体温計で測れるが、うつ病の症状は目に見えないだけに、自分が行動できるかどうかの判断が困難である。そのようなときは、自分の状態に一応の目安をおくといい。ひとつの目安は、うつ病特有のだるさや疲労感である。

疲労感が非常に強いときは、休息を優先する。疲労感が比較的軽いときは、手のつけやすいことから行動してみよう。この時期は、日によって症状がよかったり悪かったりと波があるので、この波に逆らわず波間に上手に漂っていくことがポイントになる。

疲労感のかわりに、おっくう感を目安にしてもいい。うつ病には、あらゆるものごとに対し特有のおっくうさがあり、これには少し軽いときと重くて何もする気がしないときとがある。だから、おっくうさが勝っているときは、無理して何かしなくてもいいのである。しかし、おっくうさと「やってみようかな」という気持ちが五分五分くらいだったら、とりあえず行動してみよう。

これらの判断は、頭で考えるのでなく直感的にしてほしい。つまり、「おっくうでたまらないんだけど、病気を治すためにいいかもしれない」といった取り組みはしないほうがいいのである。

いずれの場合も、とりあえずやってみて、疲れたら途中でもやめることである。そういう意味でも臨機応変が必要になる。「日内変動」といって、うつ病は朝方が調子が悪いものである。

午後、あるいは夕方以降になってくると、少し回復してくる。そういうときは、朝から活動する必要はない。午後か夕方、少し動きやすくなったときにぼつぼつ行動する。そんな感じで考えればいい。要するに、動きやすいときに動けばいいということである。

感じから出発する

一般にうつ病の回復期は休息が主体だが、どん底の時期とは違い、何もせずに寝ていればいいというものではない。そうかといって、一足飛びに仕事への復帰などしようとすると、回復に必要なエネルギーを消耗してしまうことになる。

なぜなら、この時期は森田療法でいう「生の欲望」、つまり健康なエネルギーがじょじょに回復してくるが、そのエネルギーはまだ弱くてもろいからである。植物にたとえれば、出始めた新芽がまだしっかり芽に成長していない状態である。

そこで、芽生えたばかりの欲求をうまくキャッチし、「かくあるべし」という考えに搦められずに、自然に欲求を発揮していくことが大切なのである。芽を摘んでしまってはいけない。森田療法では、よく「感じから出発する」ともいう。「感じ」というのは、いい感じ、悪い感じというときの感じのことである。あるいは少し表現を変えて、「～したい」という感じを大切にするということである。

感じから出発する、「〜したい」という気持ちを大切にするとは、どういうことだろうか。それはたとえば、どん底の時期に家の中でゴロゴロしながら回復を待っていて、あるとき、ちょっと外の空気を吸ってみたいなという気持ちが芽生えたとしよう。そうしたら、その気持ちのままに外をブラブラ歩いてみよう、ということである。

くれぐれも、一日一万歩といったノルマを自分に課さないこと。うつ病の患者さんには、このようなノルマを課す人が多いのである。一日一万歩歩くことに決めて、雨が降ってもヤリが降っても歩くんだと構えたりして、歩くことが仕事になっているという場合がしばしばあるのだ。そうならずに、天気が悪くて嫌だったら、今日はやめておくという柔軟な対応も大切である。

さて、気持ちのままに外をブラブラ散歩してくると、最初はそれだけで疲れてしまうこともあるだろう。それはそれでいい。しかし、何度か散歩しているうちに、もう少し足をのばしてみようかなという気になったら、その感じに身を委ね、もう少し歩いてみよう。あるいは、歩いていて喫茶店が目に止まり、久しぶりにコーヒーをゆっくり飲んでみようかなと思ったら、店に入りコーヒーを味わってほしい。ゆったりした感覚を味わうことができたらしめたものである。

また、散歩するうちに、ふと道端に咲いているスミレが目に止まり、「おや、きれいだな」

と思えたらかなりいい感じだ。もちろん、月見草でもタンポポでもかまわない。入院してまもなく散歩に出た患者に、「歩いていて何か目に止まりましたか」と聞いても、何も目に入っていないという。ただもう、黙々と歩いて帰ってくるのである。

しかし、何かの拍子に「おやっ?」という気づきがあったとすると、それ自体かなり状態がよくなってきた証拠だといえる。花に目が止まって少し癒される、ホッとするなど、外のことに心が反応するというささやかな体験が大切なのである。そのことが、「明日も、もう少し歩いてみようかな」とか、「元気になって家に帰ったら、花壇の手入れをしてみようか」という感じを呼び覚ますきっかけになるかもしれない。

患者は、「自分がなすべきことをせず休んでいる」、「こんなことして遊んでいていいのだろうか」というふうに考えがちだ。それは裏返せば、「この程度で休んでいたりせずに、何か意義のあることをすべきだ」という「かくあるべし」の発想が強いからなのだ。

しかし、養生のコツはそこから離れることである。食べたいものが頭に浮かんだら、大いに結構だ。「仕事を休んでいるんだから、食べたいものを食べに行ったりしちゃいけない」などと思わずに、ちょっと足をのばして食べに行ったらいいのである。女性の場合、ウィンドウショッピングやおしゃれに関心が戻ってきたら、かなり症状がよくなった証拠である。

感じを大切にすることに関して、一、二注意しなければならないことがある。もともとギャンブル好きだから、ギャンブルをやってみようという場合である。

一般に、この時期のギャンブルは気分の振幅を大きくする傾向がある。たとえば、ブラブラしていてすることもないので、気分転換にとパチンコをした患者がいる。その結果、二万円も三万円もすって、とてもがっくりしたという。

お酒も要注意である。まず薬との相互作用がある。薬の副作用が強く現れたり、変な酔い方をしたりということがありうる。また、お酒を飲んで眠ると睡眠の質が悪くなる。健康な人でも、お酒を飲んだ翌日は、ふだんと同じ睡眠時間でも疲れがとれない場合がある。これは睡眠の質、または効率が悪いためである。

うつ病の人も、お酒を飲んだ時点では少し気持ちが麻痺して楽になることがありうるが、次の日の朝はよけいに気分が悪いものである。とくに朝は症状のせいで気分が悪いのに、アルコールの影響が加わるとさらに具合が悪くなりやすい。

その点、薬で眠ったほうがずっと自然の睡眠に近い。だから私たち医師は患者に、「お酒はなるべく控えるように、回復してからゆっくり味わってください」と助言している。

抗うつ行動

抗うつ行動とは文字どおり、うつに抗する行動のことである。うつの状態が深いときにはあまり効果的な抗うつ行動はないが、軽いうつのときには、とくに意識せずに行っている対処行動がある。

これは人によってさまざまである。散歩する、釣りに行く、自転車で川辺を走る、好きな音楽を聴くなど、その人に合った、日頃やりなれていることをするのが一番無理がないと思う。何か特定のことがいいというわけではない。ゴルフでもテニスでもいいが、この場合、勝負やスコアは最初から度外視してほしい。

この時期は、ふだんに比べそれほど敏捷に動くことができない。荷物を背負ってスポーツするようなものだから、いつもと同じようには動けない。ちょろちょろとやって、疲れたらやめるというほうがいいだろう。日頃やっていることに手がつけられそうだったら、少し手をつけてもいいという感じである。

ある女性の患者は、どん底のときには趣味のフラダンスとスイミングをする気力が湧かなかったのだが、回復期が進んできたときに再開してみたら、回復にさらにはずみがついたという。そういう意味でも、趣味が何もなく仕事一筋で生きてきたような人が、仕事が大きく変わったり、つまずいたときは、うつ病への抵抗力が少ないといえる。抗うつ行動のレパートリーが広い人のほうが、うつ病に強かったというデータもある。何をするにしても、「休んでいるのにこんなに遊んで」と思わずにやることが大切だと思う。

回復後期の養生

①生活にリズムをつける

ぼつぼつと養生しているうちに、うつ病は自然に回復過程に進んでいく。そして、回復後期に入っていく。自覚としては、「ふだんの状態の六〇〜七〇％くらいを取り戻したかな」という感じだろうか。少なくとも、半分はよくなったと思えるくらいの時期である。

この頃には、睡眠や食欲はおおむね回復してくる。うつ病の初期のように、寝てもすぐ目が醒めてしまう、もしくはなかなか寝つけないというようなことはあまりなくなってくる。食欲もまあまあ回復し、気分もある程度よくなってくる。しかし、まだ気持ちに薄雲がかかったようで、すっきりしない。意欲や根気も不十分であろう。

ここで実践してもらいたいのは、そろそろ生活の形を整えようということである。森田療法では「外相整えば内相自ずから熟す」というが、生活をある程度規則的にしたほうがいいのである。

心身のリズムを整えるという意味でも、まず起床と就寝と食事の時間は決めておく。とくに食事の時間はだいたい一定にすることによって、体のリズムを整える効果がある。時差に適応する場合と同じである。食事の時間をある程度一定にしておくことは、心身のリズムを整えるためのひとつのコツなのである。

回復後期になっても一日中ゴロゴロ寝て過ごすのは、かえって逆効果になる。じょじょに休息主体の生活から活動をふやしてほしい。それまで、ちょっとブラブラ歩いたりテレビを見たりして過ごしていたとしたら、この時期からは、気が向いたら掃除や洗濯など生活に関わる雑事にぼつぼつ手をつけてみよう。あくまで、ぼつぼつと。

『軽症うつ病』という本を書いた笠原嘉氏は、職場復帰に備えて日中を図書館で過ごすことを勧めている。毎朝出勤のつもりで家を出、図書館で目に止まった本をパラパラ見て、夕方帰るのである。社宅に住んでいて、家で一日を過ごすのが気づまりだというような場合も、家から離れて日中を図書館で過ごすといいと思う。スポーツジムや碁会所などに行くのもいいだろう。

いずれにしても、生活の形（外相）を整えることによって、この時期に感じる「もう少し足りない」という気分や気力（内相）は後からじょじょに回復していくものである。ならし運転のつもりで、無理しない範囲で体を動かしていこう。

②やりなれたことから始める

うつ病になる人はもともと向上心の強い人が多いので、自由に使える時間があると、失われた何かを取り戻すことに当てようとしがちである。たとえば、パソコンやペン習字などを習い始めるなどだが、別に新しいことを始める必要はない。

また、入院していたある主婦は症状がよくなって外泊したのだが、入院中は家族のために何もしてあげられなかったという負い目があった。そのため、家に帰ると作ったこともないような料理に挑戦してほとほと疲れ果て、外泊後に調子が悪くなったというケースもある。

このようなことがあるので、特別新しいことにチャレンジするのではなく、やりなれたことから再開するほうが無理がないのである。

今を生きる姿勢

森田療法で強調するのは「今を生きる」ということである。「前を謀らず後ろを慮らず」とはもともとは達磨大師の言葉だが、森田もこの言葉をたびたび引用している。

うつ病で仕事を休んでいる間、「仕事を放り出してこんなに休んでしまった。もう取り返しがつかない」と繰り返し悔やむことが多くある。今後のことについても、「自分は会社でやっていけないのじゃないか、まわりの人も自分を落伍者と思っているだろう」などと考えてしまいやすい。

しかし、このように次から次へと憂慮するのは、回復状態が六〇~七〇%の状態を基準にして、職場に戻ったときのことを考えているからである。完全に回復すれば、状態は今よりもっとよくなる。多くの患者は回復途中の段階でずっと先を見てしまう。そのときの状態で、「ああ、これじゃだめだ」と考え、無力感に陥ってしまうのである。

人間だから誰しも、ついつい過去を振り返ったり先のことを考えたりするものである。それらを絶対考えないようにするのも、ひとつの「はからい」になる。しかし、うつ病のときには過去の後悔と将来への憂慮に引かれて、宙吊りのような心理状態になりがちだということを知っておいてほしいのだ。だから、頭に浮かんだ先々の心配はそのままにして、目の前のことに手をつけることである。今、行動可能なこと、目前にあることをひとつひとつやっていくことが大切なのである。

今が六〇％の回復状態だったとしたら、六〇％の状態のなかで可能なことを手がけ、その日一日の充実を考えてみよう。たとえば部屋の片づけをする、美容院に行く、衣替えをするなど、その日の一日のうちにできる小さな目標を設定して実行していくのである。

患者はあせると、仕事に戻る、家事を一通りするというふうに大きな目標に向かって努力しがちである。しかし、実際には今の状態は山登りでいえば六、七合目あたりである。頂上を見ると先が長い感じがする。そういうときは、ゆるゆると一歩ずつ足を前に出していくことである。

このように、なるべくその時々の「今を生きる」ということ。これは神経症の治療にも大切だが、うつ病の治療においても大切な心得である。

この時期の不安は一時の雨模様

回復期の中間あたりにくると、今までの状態よりだいぶ楽になってきたという感じがする。ところが、もう少し時が経つと、「はたして仕事に戻ることができるだろうか」という不安を、どうしても抱きやすくなる。

ただ、この時期のこのような不安は、初期の頃のジリジリするような、いても立ってもいられない不安とは少し質が違う。ちゃんと仕事に戻りたい、あるいは調子を崩さずに順調に回復したいという気持ちの裏返しとしての不安である。そういう意味では、仕事に戻りたい、順調に回復したいと思っている人が、いくばくかの不安を抱えるのは自然なことである。何の不安も心配もなく、自信をもっているほうが不自然だろう。

したがって、この時期の不安は無理に排除する必要はない。一時の雨模様と考え、そのままにしておけばいいのである。「朝雨に傘いらず」というように、いずれ雨は上がるものである。

実際のところ、たいていの人は職場復帰の段階で多少の不安を抱えている。誰もが恐る恐る仕事場に戻って行き、そこでぼつぼつ仕事をしてペースをつかんでいくうちに、不安は自然と流れ去っていくのである。この時期に不安を感じたからといって、即、まだ自分はうつ病から完全に回復していないと判断する必要はないのである。

「かくあるべし」にとらわれず「かくある事実」を受け入れる

これも森田療法で強調することである。回復後期に入ると、自分はこうしたいという自然の欲求が戻ってくる。そうしたら、それに照らし合わせて、心のどこかで自分に無理を強いるような「かくあるべし」という発想を見直してみよう。

患者の多くは、「仕事に戻るからには、今まで迷惑をかけた分を取り戻さなければいけない」、あるいは「元気になったら、食事は三食作らなければ主婦として失格だ」というような、さまざまな「かくあるべし」を自分に課している。しかし、いざ社会復帰しようとするときにこの「かくあるべし」に足をすくわれ、無理をして調子を崩すことがある。だから、この「かくあるべし」という発想に気づくことが大事なのである。

では、「かくあるべし」ではなく「かくある現実」はどうだろうか。たいていの人は、この段階では病み上がりである。まだ本調子とはいえない。

社会復帰していきなりふだんどおり働こうとするのは、骨折してギプスをはめている人が、ギプスがとれたとたんに走りだすようなものである。あるいは、胃潰瘍でずっと養生して薬を飲んでいた人が、胃の調子がよくなったとたんに暴飲暴食するのと同じように、無理なことなのである。

社会復帰は軟着陸で

社会生活に戻っていくときは、軟着陸をお勧めする。いろいろな方法があるが、会社員であれば試験的に出社し、上司や同僚に挨拶する。そして、周囲の人々や自分の反応を見てくるのもいいだろう。休職している場合、休職を完全に解除してしまうと以前どおり働かなければいけないというのであれば、その前に一〜二週間くらい一日数時間出社してみるといいと思う。

軟着陸の代表例としては、復帰当初は負担軽減勤務につくようにする。精神科医は、「退院当初の一ヶ月間は軽業勤務を要する」というような診断書をよく書いている。軽業勤務の中身は、本人が主治医や上司や人事担当者と相談し、具体的に決めることになる。仕事の内容ではなく、半日勤務や隔日勤務など、時間で対応する場合もある。完全に回復した状態で復帰する場合でも、残業はせずに定時に退社することを勧めている。

精神科医も、患者の職場と話し合いをもつことがしばしばある。私たちはまず、仕事は患者がやりなれたもので、その量は全体に軽くしたほうがよいと進言する。営業に戻るとしたら、本人が抱えていた三つぐらいのお得意さんをとりあえず一つにするように言う。また、仕事のペースをつかむまでは、新規に開拓していくなど創造力を要する仕事よりも、ある程度事務的に処理できる仕事のほうがベターである。そして、まったく仕事がない状態もつらいですよ、ということを強調しておく。

主婦の人が退院して家庭生活に戻ったときのことを考えてみよう。奥さんの入院中、夫と子どもが家事を分担していた場合、すべての家事を奥さんに戻すと、いきなり一〇〇%の活動を求められることになる。これでは、奥さんの負担が大きくなりすぎである。だから、退院当初は夫や子どもが家事分担し、段階的に奥さんの仕事をふやしていく必要がある。

周囲の目

復帰して職場に出ると、まず周囲の目に敏感になり、どうしても厳しい目で見られていると感じてしまうことが多い。しかし、こういうときの周囲の目というのは、実際以上に主観に彩られている。自分の気持ちによって、見え方がずいぶん違うのである。

たとえば、ある患者は仕事を一年くらい休んだ後に仕事に戻ろうとしたとき、相当プレッシャーを感じたという。まわりの人は自分のことを、「そんなに休んで」とすごく厳しく見ているのではないか、もう自分は会社にいないものと思われているのではないか、などと想像していたそうである。

ところが職場に行ったら、守衛さんにいつもの感じで「やあ、こんにちは」と声をかけられた。それですっと気持ちが楽になって、まわりの目に対する自分の感じ方が変わったという。このように、復帰前は周囲の目が気になるものだが、それは多分に主観に彩られたものだと知っておくと気が楽になる。つまり、「幽霊の正体見たり枯れ尾花」というのと似たような状況だということである。

会社に復帰したある患者が「人の噂も七五日ですよ」と言っていたが、それくらい開き直ってもいいと思う。職場に戻った当初、仮に多少自分が注目されているような気がしたとする。ある程度それが事実だったとしても、三ヶ月ほどぼつぼつとマイペースでやっていけば、そのうち周囲も以前と同じふつうの雰囲気に戻っていくものである。

病から回復したら

うつ病から回復したら、これを機会に自分の生活を振り返ってみるとよい。病むという体験を通して、人の心は深みを増し成熟するものである。うつ病にしろ体の病気にしろ、回復してくると、それまで当たり前だと思っていた健康な日々の暮らしがとても大切だと改めて思えてくる。健康はかけがえのないことだと実感するだろう。

「一病息災」というように、病気の体験はこれからの健康な生活の出発点である。自分が病気を経験したことで、他人の病気や悩みにも共感しやすくなるだろう。患者は「病気の人対健康な人」というふうに二者対立で考えがちであるが、誰でも病気になることはありうる。うつ病でなくても、病気をしない人はいない。だから、たまたま自分は病気を体験しているがまわりの人は未経験なのだというように、相対的な問題としてとらえたほうがいいのである。

会社一筋、仕事一筋で走り続ける生活をしてきた人が、病気回復後はそれまで無理してきた生活をどこかで緩めることができるようになり、ものごとにとらわれなくなったとしたら、その後の生活はずっと余裕のあるものになるだろう。病気を患っている最中や回復直後はそう思えなくても、長い人生のなかでは後から考えてみると、病気をしたことによってずいぶんいろんなことを発見できたという人も多いようである。

このようなことを、病気の最中の患者に言い聞かせるのはむずかしいだろう。しかし、後から病を振り返って、その体験には意味があったと思えることがあるものだ。「禍転じて福」ということである。

再発を防ぐために

うつ病から回復しても、再発への恐れはもちろんある。誰もが病気のことなど、「のど元過ぎれば熱さを忘れる」とばかりに忘れてしまいたいものだが、私はその恐れを心のどこかに残しておいて欲しいと思う。

たとえば、症状がよくなってきたときに「あとは薬を飲むことさえやめれば、あの嫌な経験を忘れられる」と考え、薬を飲まなくなって調子が悪くなってしまったケースもある。うつ病は、本来の状態に回復してもそれ以降最低半年間、できれば一年間ぐらいは薬を飲んでいたほうがいい。うつ病を何回か繰り返した人であれば、もっと長く薬を飲んでいたほうがいいのである。

また、自分の病をまったく忘れて以前と同じような生活に戻れば、以前と同様に過労に陥ったり、負担を抱えすぎて再発が起こる可能性がある。初めてうつ病を経験した人の再発率は五〇%ぐらいだといわれる。したがって、再発予防のためにも、生活スタイルには風穴をあけておく必要があるだろう。そういう意味でも、自分の病気の経験を忘れてしまわないほうがいいのである。

もちろん、ふだんの生活に戻ればもめ事もあれば悩みもあるし、失敗もある。でも、人はそれだけでうつ病に陥るわけではない。問題となるのは、その人の心の構えである。「こうあるべきだ」や「失敗は許せない」というような構えで生活を続けると、それが再発につながりやすいのである。逆にこのような「かくあるべし」から脱することができれば、再発の危険はずっと少なくなるはずだ。

ここで、再発予防のコツを具体的に述べておこう。

ライフスタイルの微調整

うつの体験を心に刻んで再発を防止するためには、うつから回復したあとに自分を振り返ってみることが大切である。そうすると、再発を防ぐには自分の性格を変えなくてはいけないのでは、という疑問がしばしば起こるかもしれない。しかし、その必要はない。そもそも、性格を本質的にガラッと変えることは不可能でもある。では、どうすればいいのかというと、ライフスタイルを微調整する、あるいはライフスタイルに風穴をあけるのである。

①うつのきっかけを知る

ライフスタイルを微調整するには、まず、どんな状況がうつのきっかけになったのかを知ることがひとつの手がかりになる。

たとえば、異動や昇進など仕事上の変化がきっかけになったたという人は、次の仕事上の変化が気をつけるべき状況となる。病気や健康上の問題がきっかけになった人は、やはりまたその問題を抱えたときが要注意である。親や配偶者などとの離別死別がきっかけになった人は、そういった出来事が発病状況になりやすいと心得る必要がある。

②人生の重心がひとつの領域に偏っていないか

うつのきっかけとなった状況を振り返ると、その人がふだんどんなことに価値をおいているかがわかる。その人にとってどうでもいいことの領域に起こった出来事は、うつの発病状況にはなりにくいものだからである。

もちろん、仕事や健康、家族とのつながりなどは誰にとっても価値のあることだ。しかし、そのなかでも人によってとくに弱い領域があって、そこでの出来事が心に危機をもたらす場合が多いのである。裏を返すと、その領域に生活や価値が一面化されているともいえる。人生の重心が、ひとつの領域にあまりにも偏っているということである。

たとえば、仕事と密着した会社人間であればあるほど、仕事上の変化がうつのきっかけになりやすいだろう。家庭以外の人間関係が乏しくて、家族の世話だけに明け暮れている人は、子どもが巣立つなどの家族の状況変化がうつのきっかけになりやすいのである。

ドイツの精神医学者テレンバッハは、うつ病のなかでもメランコリー親和型性格の人はインクルデンツ（封入性）と呼ぶ傾向が強い、と指摘している。これは仕事なら仕事、家庭なら家庭というふうに、自分をひとつの領域や秩序のなかに閉じ込めてしまいがちだということである。

このように生活スタイルがバランスを欠き、一面に偏ってしまったことに気がついたら、根本的にとはいわないまでも多少なりとも修正できれば、それだけでも再発につながりにくくなると思うのである。

具体的にいうと、たとえば仕事と過剰に一体化してきた人は、仕事以外に自分の時間を確保することである。そして、できればその時間を少し充実させるよう心がけてみよう。たとえば、学生時代からギターが好きだったが、本格的に取り組む時間がなかったという人なら、ギターを習い始めてみるといいと思う。

もちろん、別に趣味でなくてもかまわない。それまで同僚や上司など職場の人間関係だけに目を向けていたと気づいたら、たまには学生時代の友人と会ってみるのもいい。家庭で家族の世話だけに献身してきた人は、うつから回復したときに、家族はこれまでどおり世話をやいてもらおうとするかもしれない。しかし、外でパートに出てみたいという希望があれば、家族に協力してもらってパートに出る。それもひとつの方法だと思う。

家族以外に目を向けようとして、無理に趣味を探したり近所づきあいをする必要はない。かえってそれが、またストレスのタネになってしまうこともありうる。それより家族に献身的な人の場合は、外で仕事するほうが経済的にも家族のためになると考えることができ、抵抗なく実行に移せるようである。

③自分自身のために使う時間を確保する

長い間、「自分はこうあるべきだ」にこだわってきた人は、「自分は本当はこういうこともやってみたい」とか、「こういうことにも関心がある」ということを、ずっと閉め出して生きてきた面があるのではないだろうか。そうだとしたら、病気をきっかけに、今まで閉め出してきた自分の中にあるさまざまな欲求に改めて目を向けてみるといいと思う。森田は、「時々、人は自分が本当に何を求めているのか、自分に尋ねてみなければならない」と言っている。そのようなことを、ここでやってみるのである。

ささやかなことでいいから、これまで本当はやってみたくても「しなければならない」ことを優先し、後回しにしてきた事柄を見つけ、手をつけてみてはどうか。音楽を聴く、本を読む、テレビを見るなど何でもいいのだが、職場や家族のためではなく、自分のために使う時間を確保することが大事なのである。

長い人生のなかでは、仕事上の変化や、家族の病気やケガ、あるいは家族との離別や死別などの苦難を避けることはできない。それらに対する心構えも必要であろうが、それだけでなく、生活スタイルに多少の変化をもたせるようにしてみよう。そうすると、状況の変化に直面したとき、心に弾力性をもって対処することが可能になる。自分自身のための時間が確保されているというゆとりは、車にたとえれば、ショックを吸収するサスペンションの役割を果たすのである。

また、実際に避けようのない状況の変化が起こったときには、「急がば回れ」というように、時間をかけて適応していくことが必要である。最初から一〇〇%の適応を追求してはいけない。一般に、うつになりやすい人は変化した状況に慣れてくれれば、人一倍力を発揮する。ただ、新しい状況に慣れるまでに時間がかかるのである。

④過労に陥らない工夫を

もともと非常に多趣味なため、ストレス対策として今日はテニス、明日はカラオケ、また今日は仲間と飲みに行くというような生活を送ったあげく、過労でうつが再発してしまったという人もいた。「過ぎたるは及ばざるがごとし」というように、ストレス対策もこれでは逆効果である。過労は、仕事以外のものでも基本的にうつに結びつきやすいので、日頃から過労を避ける工夫が必要である。

ただ、過労は自覚しやすい人としにくい人とがいる。とくに執着気質の人は、何かに熱中すると疲労の感覚に対する感受性が鈍くなる。また、軽い躁状態になると、疲労の感覚の回路が働かなくなる。

こうした場合は、疲労の感覚だけを頼りにしていると、気づいたときにはもう疲れ果ててうつに陥りかけているというようなこともある。そうしたことを避けるためにも、生活のなかにわかりやすい線引きをしておくことがひとつの工夫になる。

たとえば、疲れていても疲れていなくても月に一回は有給休暇をとるという人がいる。あるいは、午後十時までには家に帰ると決めるなど、はっきりとした区切りをつけるのもいいと思う。ともかく、過労に陥らないように気をつけるという姿勢を具体的な形にしていくのである。

また、本人が過労に気づかなくても、家族が「どうもこの人は、最近また無理な生活をしている」と気がつく場合もある。だから、家族の目に自分の生活がどう映っているのか、家族の意見を聞く耳をもつことも大切である。

⑤うつの初期症状を覚えておく

再発防止の第三の手だては、再発のサインを自分で自覚しておくことである。うつの症状は必ずしもいつも同じとは限らない。しかし、前回の初期症状がどうであったのかを把握しておくと役に立つことが多い。

うつの初期症状やその始まりを告げる黄色信号の点滅に気づいた場合、まず最初にとるべき対処は、思い切って二〜三日ゆっくり休むことである。初期に充分な休息をとることで、本格的なうつに陥らずそのまま回復する場合も多い。

また、初期症状に気づいたとき、薬を飲んでいない場合には、すぐに薬を飲むことも重要である。しかしその時点では、自分の主治医の外来日が何日も先だということもあるだろう。このように受診までに時間がかかる場合が多いから、あらかじめ主治医と取り決めをしておいて、薬を一週間分ぐらい手元に残しておくといいと思う。そして、いざというときにはまず薬を飲み、なるべく早めに受診するのである。

⑥回復期以降の服薬

うつの症状から完全に回復して本来の状態に戻ったら、たいていの患者は薬を飲むのをやめようとする。場合によっては、「薬さえやめれば完全に病気から離れられる」と思いながら薬を飲んでいる人もいる。「薬のために通院するから、病気から離れられないのだ」というふうに、本末転倒してしまう人もいるのである。

しかし、うつ病は風邪とは違い、本来の状態に戻ったと感じても、しばらくの間は回復を薬で下支えしているような状態である。いいかえれば、回復の足場がまだ固まっていない。それゆえに、早すぎる休薬は再発の可能性を高めるのである。

薬は、初めてうつになって本来の状態にほぼ回復した場合なら、その後の経過を見ながらじょじょに量を減らしていき、服薬期間の目安は回復後少なくとも半年、なるべくなら一年くらいの時間をかけて中止したほうがいい。回復後も一年間服薬を続けることによって、再発率が一〇～一五％まで低下するというデータがある。

再発を繰り返している場合は、少量の抗うつ薬の服薬を維持することによって再発率が減るという報告もあり、一年以上の長期にわたっての服薬が必要である。

⑦薬の副作用について

患者のなかには、薬による副作用を心配する人も多くいる。確かに、どんな薬にも副作用はある。したがって、副作用が気になる人は、薬を長期に服用した場合のメリットとデメリットを考えるべきだと思う。

たとえば、毎年三回くらい、うつの期間が続いてつらい思いをしているという人は、服薬することによって再発を防いだほうがメリットが高いといえるだろう。逆に、一〇年に一度ぐらいの割合でうつを患っている人が、次の再発を防ぐ目的で今後一〇年間服薬を続けるのは適切ではないと思う。この場合はいったん休薬をして、再発の兆しがあったときに早めに服薬を再開するほうが現実的であろう。

抗うつ薬を服用していてもたびたび再発を繰り返す人には、再発防止のために別の種類の薬も必要になる。たとえば、炭酸リチウム、カルバマゼピン、クロナゼパムなど気分が安定する作用の薬は、多くは双極性障害の人に用いるが、うつだけを頻繁に繰り返す人にも有効な場合がある。

セルフヘルプ活動

これまでうつの再発を何度か経験した人、あるいは自分は「喉もと過ぎると熱さ（うつ病の苦しみ）を忘れてしまいそうだ」という人は、グループ活動に参加しておくことも有用である。一人でいろいろ苦労するよりも、うつを経験した仲間と一緒に再発防止に取り組むことは、とても役立つ。私が知っている、うつのセルフヘルプ活動を二つ紹介しておこう。

①生活の発見会

これは森田療法の集団学習運動を進める自助グループである。四〇〇〇人ほどの会員がいて、全国で集談会を軸に活動を展開している。神経症の患者さんが主体ではあるが、うつ病の体験者も多数参加している。森田療法をベースにして、うつ病の人にはどのような生活の実践が有用かをまとめたマニュアルも作成している。

また、毎月発行されている機関誌を見るだけでも、うつ病で悩んだり再発を気にしたりしているのは自分だけではないことがよくわかり、それ自体、再発防止のひとつの力になると思う。

②うつ病のセルフヘルプの会

東京の町田市民病院に入院していた患者のなかで、自然発生的にできたグループである。比較的少人数で、設立時の中心メンバーが男性の会社員だったせいか、会員もほとんどが会社に勤める男性である。森田療法をベースにしているものではないが、参加者が経験的に「うつに抗わず」という養生の視点をもって活動しているので、森田療法との共通点が多くある。

この二つの会に共通するのは、もともと患者であったセラピスト、またはピア・カウンセラーの存在である。つまり、自ら病を体験した人が、その経験にもとづいた知識や技術をもとに、病に悩む人たちの援助にあたっているという点である。彼らは自らの経験にもとづいて、私たち医者とは違った目線でアドバイスを送ることができる。また、このような会に参加し、自分の経験を通して他の人に対してアドバイスをすれば、自分自身をもう一度振り返るきっかけにもなるだろう。つまり、仲間への援助自体が自分自身の再発防止につながってくるのである。

［中村敬］

4　家族の対処のしかた

「心の健康週間」という活動の一環で、精神科医やカウンセラーがボランティアで心の電話相談を行った。参加した医師に聞いたところ、多数の電話が寄せられたなかでもっとも多かったのは、うつ病の人がいる家族の方の電話だったそうである。

繰り返し述べているように、うつ病は目に見えない病気である。それだけに、本人も気づきにくく、家族もまた気づくのが容易ではない。そして、家族はうつ病を発症した人に対して、どう対処したらいいかわからず戸惑いがちである。そこで、うつ病になった人の家族に焦点を合わせ、家族の人のうつへの対処法についてお話ししておこう。

家族が陥りやすいパターン

うつ病になった人の家族は、うつ病という名前は知っているものの、その病気の性質をよく知らない場合が多いだろう。そのため、たいていは自分がかつて経験した（正常範囲の）落ち込みを通してうつになった人の状態を類推し、元気づけようとする。たとえば気分転換や旅行を勧め、あるいは叱咤激励することによってである。

しかし実際には、そんな家族の努力に対して本人が期待どおりの反応をしてくれない。改善する兆しが見られない場合がほとんどである。家族はそこで、「では、別の働きかけをしてみよう」と考え、友だちを呼んだり映画を観にいこうなどという提案をしたとする。しかし、やはり状態はよくならないだろう。

こうなると、家族もだんだん無力感を感じ、少し「抑うつ」的になってくる。ときには苛だって、患者を非難してしまう場合もある。つい本人に、「あなたの気の持ちようよ。自分に負けているんじゃないですか」などと言ったりする。あるいは無力感と苛だちを繰り返したあげくに、諦めと無関心に傾いていく。「もうこの人はだめだ」とか、「もともとこういう人だったんだ」というふうに考えだすのである。

家族の人たちがこのような態度になってくると、本人はうつの状態に輪をかけて、無力感が増していく。仕事や家事など、ふだんこなしている役割もますます果たせなくなってくる。自分の殻に閉じこもり、家族に対しても関心が湧かず、会話も乏しくなるだろう。

たとえば、子どもがいい成績をとったと話しても、あまり嬉しそうな反応を示さない。こうなると家族は、「この人は自分のことにばかり注意を向けていて、家族のことなど大切に思っていないのじゃないか」と考えたりもする。また、うつ病の場合は男性も女性も、異性に対する関心が減退していく。これが病気の症状だということがわかっていないと、配偶者は「自分に対する愛情がなくなったのではないか」と誤解するような場合もあるだろう。

要するに、うつが長びいてくると、本人と家族のコミュニケーションがうまく働かなくなり、家族の無力感も助長されるのである。そして家族がいらだって非難したり無関心になったりすると、さらに本人のうつが深まる。こういう一種の悪循環に陥っていくのである。無論、これは誰がいい悪いという問題ではない。現実に起こりがちなひとつのパターンなのである。

家族の反応には、うつ病を長びかせてしまいがちなパターンもある。これについては、対処法も一緒に紹介しよう。

EE(感情表出)が高い家族

そのひとつは、EEが高いケースである。これはExpressed Emotionの略で「感情表出」と訳される。

EEについて語られ始めた発端は、イギリスで始まった統合失調症の家族研究にある。統合失調症の再発はどういう家族のもとで起こりやすいか、起こりにくいかということをテーマに調査したものである。

そのなかに、統合失調症から回復した患者について、干渉することの多い家族と少ない家族と、どちらが再発率が高いかという調査も含まれていた。この場合、再発率が高いのは干渉する家族のほうだったのである。とくにあれこれ干渉したり、批判的なコメントをする家族のもとで暮らしている患者は、明らかに再発率が高い。今では世界的にそのことが裏づけられている。

統合失調症の家族に対しては、これらのデータを示して家族教育がなされている。それによって、患者に対する家族の批判的な感情表出を少なくして、再発を減らすことに成功している。

海外では、うつ病に関しても同様にＥＥが研究されている。ある調査では、うつ病が九ヶ月以内に再発する可能性は、ＥＥの高い家族のほうが低い家族よりも三倍も多かったという結果が出ている。

では、そのような家族にはどうするのがよいか。配偶者のＥＥが高い場合には、うつ病は自然な回復過程に委ねることが大事だということを、改めて思い出してもらう必要がある。そして、本人の自発的な行動を尊重することが大切である。

しかし、家族としてはよかれと思っていろいろ言っているという側面があり、「あなたのこういう態度が患者を悪くしている」とか「回復を妨げている」と言えば、今度は家族が傷ついてしまうだろう。そこで治療者は、「何とかしてあげたいという家族の熱意が、ときに空回りすることもあるのだ」と説明するようにしている。

過保護

家族が必要以上に過保護になってしまう場合もしばしばある。

たとえば、夫のうつが長びいたときに、奥さんが母親のようになってくる。うつの奥さんの夫が、父親のようになってくる。あるいは、子どもが親のようになってしまうというようなケースである。

これは、うつ病が比較的長びいている場合に起こりやすいパターンである。ことにわが国では、患者が男性の場合、奥さんは母親役になりやすいようである。夫が夫としての役割を果たせなくなったときに、奥さんは家族関係に大きなひびを入れたくないため、「夫は子どもと一緒だと思えばいいんだ」と考えやすいのである。あるいは、自分がしっかりしなければだめだと思い、知らず知らずのうちに親のようになるのである。

過保護はＥＥの高い家族よりは害が少ないが、長びいてしまうと患者が依存的な生活になってくる。そしてそのために、本人の自己評価がなかなか回復しないこともある。うつ病で大事なことは、患者本人の自尊心を傷つけないようにして、自己評価を回復させていくことである。

たとえば夫（妻）がうつの場合、家庭のことはすべて妻（夫）が決めるというふうにすると、夫（妻）の自尊心はますます落ち込み、自己評価が回復しにくくなってしまうのである。

では、そのような家族にはどうするのがよいか。まず、病気がある程度回復してきたら、家庭にとって大切なことは患者本人にも相談して決めてもらうことである。患者は、うつの症状のために決断がつきにくいかもしれない。しかし、それでも大切なことを相談するという家族の姿勢は、相手を尊重しているというメッセージになる。

仕事を休んではいるけれど、ある程度動けるというような場合には、本人にできる仕事は取り上げず、少し家事を手伝ってもらうなどしてもらっていいのである。

治療者としては、過保護になっている家族に対しては、「親のように親身になって世話をすることは、うつが重いときの助けになりましたね」とその労をねぎらい、しかし今は回復後期に入ってきているので、今後は本人がじょじょに夫の立場、あるいは妻の立場に戻れるように対応していくことを提案している。

無関心な家族

患者の家族のなかには、なかなか治療に協力してくれないケースがある。妻がうつになった場合、夫が仕事に逃げ込み、妻は具合が悪いまま取り残されるというケースは少なくない。

治療者としては、患者に無関心だったり、治療に協力しない家族に対して批判的な気持ちが起こりがちなものだ。しかし大事なのは、非協力的に見える家族の気持ちの裏には、無力感があるということである。その家族も、おそらく最初はそれなりにいろいろな働きかけをしたのだろう。しかし、何をしてもよくならないという落胆から、だんだん関心を向けなくなっていった、というパターンが多いのである。

だから、そういった家族には、うつ病は本人だけでなく家族にとってもつらい病気だということを強調する。ささやかな協力によって本人にプラスの変化をもたらし得ることを、改めて説明するようにしている。「これまでさぞ大変だったでしょう。でも、もう一度、家族みんなが呼吸を合わせて治療に取り組むと、本人の回復に勢いをつけることが可能なんですよ」と話すのである。こういう家族に、「協力しないのが悪い」というようなことを言えば、ますます患者から遠ざかってしまうだろうから。

本人と家族の役割期待のずれ

うつの人が家庭内で果たそうと思っている事柄と、家族が期待していることがずれてしまう場合がある。たとえば、本人は休息を第一にしようと考えているのに、家族のほうは家事を期待していて、「何もしないじゃないか」と非難する場合がある。

逆のケースもある。具合が悪いのだからと家族で家事を分担しているのに、本人は「自分がやるべきことを家族にやらせてしまって申し訳ない」と、過度の罪悪感を抱くケースである。

そういう場合は、本人と家族が話し合い、いま本人にできる役割とできない役割を洗いだし、できない役割は家族が分担するというように、お互いに調整をする必要があるだろう。大切なのは、その役割分担に本人も家族も合意できているかどうか、という点である。

家族に望まれる対応

本人と率直に話をしよう

家族がうつ病ではないかと思ったら、まずはうつ病に関する本を読むなどして、情報収集することである。その結果、やはりうつ病が疑われるときには、本人と率直に話し合うことが大事である。

そのとき、本人に「うつじゃないか」と言っても即座に否定されるのではないかと考えて、話し合いをためらう家族も多いようである。しかし、それは切り出し方しだいである。いきなり「あなた、うつ病じゃないの」という言い方は、なるべく避けたほうがいいだろう。それよりも、「ふだんのあなたとは状態が違うように見える」、「たんなる疲れとは思えない、とてもつらそうに見える」というふうに切り出せば、比較的率直に話し合うことができるだろう。

ただ本人も家族も、気分が晴れないのは「会社がうまくいっていないから」とか、「子どもについて心配事があるから」と心因的に解釈する場合が多いものである。だから、たんに気分の落ち込みだけではなく、睡眠や食欲に障害が出ていないか、気力が低下していないかなど、体調についても本人に聞いてみる必要がある。

あるいは、家族と本人が一緒にチェックリストを試してみると、「今のあなたにはこういうところもあるのでは」と指摘しやすく、本人も「そういえばそうだね」と認めて、会話が成立しやすいだろう。

思いきって受診を勧める

本人と話し合い、うつ病が疑われる場合は精神科の受診を勧めてみよう。うつ病になると決断力が低下し、本人も病院に行くべきかどうか、判断がつかない場合がよくある。家族の後押しがあったほうが、受診に踏み切れることが多いのである。

ただし、本人が受診を渋っているときに、家族が「あなたは心の病気なのよ」と言ったりすると、「そんなことはない」と言いだし、水掛け論になってしまう。その場合は、病気かどうかという話題はいったん棚に上げ、「とにかく眠れないのでは困るでしょう。薬をもらって眠れるようになるだけでも、楽になれるのじゃないかしら」というように、本人が苦痛に感じている症状を取り上げて、受診を勧めるのがいいと思う。夫にうつの疑いがある場合は、奥さんが「わたしを安心させるためだと思って一緒に行って」という方法もある。

本当に具合が悪そうなのに、どうしても本人が受診を拒む場合には、かかりつけの医師に相談したうえで受診するという手もある。まず、家族が事前にかかりつけの医師にそのときの状態を話しておく。そして、かかりつけの医師から本人に、「やっぱりあなたは、専門医に行ったほうがいい」と、精神科への紹介状を書いてもらうのである。家族の前では「精神科なんか必要ない」と言っていても、長年診てもらっている医師に勧められれば、本人も「しょうがない」という気になるだろう。

それでもだめなら、家族だけが相談に行くこともできる。家族だけで受診する場合は、「精神保健相談」という扱いになる。本人の名前でカルテを作るが、健康保険は使えない。投薬もできないので、医師は家族の方に話を聞いて、だいたいこんな状態なのかなと判断し、本人が治療のために腰を上げるにはどうしたらいいかをアドバイスする。家族の相談は病院だけでなく、保健所や精神保健センターでも行っている。

本人が通院を始めたら

家族の方もうつ病の回復過程の特徴を理解し、本人の療養につきあっていくことが望まれるので、ここでは回復過程ごとに家族の対処法を説明しておく。

①極期の対応

うつの極期には、休息が一番大切である。そのことを理解し、本人に行動を促したり叱咤激励しないことが家族の大きな課題である。本人は無口になっているので、無理に会話しようとするのも控えたほうがいいだろう。それよりも、本人が「自分のことを気にかけて回復を待っている家族が身近にいる」と感じられることが安心感につながる、と考えていただきたい。

また、この時期は本人がきちんと服薬していない場合もある。悲観的になって「薬なんて飲んでもだめだ」と思っていたり、たんにボーッとしていて、ついつい服薬を忘れてしまう。

そうと気づいたら、家族の方が服薬についてそれとなく注意してあげてほしい。症状が重くて定期的に服薬ができない場合には、幾種類かある薬をいつ、どういうふうに飲むか、家族が整理してあげるといいと思う。

②自殺防止

この時期に家族の方がとくに注意しなければいけないのは、自殺を考えることについてである。患者に自殺をほのめかすような言動があったら、その話題をあえて避けてはいけない。まずは本人の話をじっくり聞いた後に、はっきり短く、家族の考えを伝えてほしい。

たとえば、何かのおりに「死にたい」と呟いたり、外出したときに「ふと飛び込みたくなった」というようなことをポロッともらしたとする。そんなときに、家族があまり慌てて「そんな馬鹿なことを考えてはいけない」などと叱ったりするのは、効果的な方法ではない。しかし、逆に家族が関心を示さなければ、場合によっては「自分がいつ死んだっていいんだな」というふうに受け止めてしまう恐れがある。それだけ悲観的になっているのである。

したがって、自殺願望を少しでも耳にしたら、まず本人に話を聞いてみる。どんなことをきっかけに自殺を考えたのか聞いて、なるべく本人にそのときの気持ちを言葉にしてもらうのである。そして、本人のつらさを理解していることを告げたうえで、家族の気持ちを率直に訴えてほしいのである。

それは、たとえばこのような言葉になると思う。

「うつ病の症状として、実際以上に悲観的になることは聞いている。でも、必ずよくなる病気だと先生も言っているし、今の気分はまた変わると思う。とてもつらいと思うけれども、自殺だけはしないでほしい。あなたは家族にとって、かけがえのない存在なのだから。生きていることが一番家族のためになると思ってほしい」

また、自殺をほのめかす言動があった時点で主治医に相談し、できるだけ早く受診したほうがよいだろう。

回復期

回復期に入ってきたときの回復プロセスと療養のしかたについても、ぜひ家族の方に知ってもらいたいと思う。

そのポイントのひとつは、病状に一進一退があるということである。そう聞いてはいても、現実に病状が一歩後退すれば本人はとても落胆する。そのときに家族が、「病状の一進一退は回復期の始まりって聞いたけど、本当にそうね」と、回復の兆しであることを本人が思い出せるようにフィードバックしてあげたらいいと思う。

この時期には、何かすることを促すよりは、本人が自然に動きだすのを待つという気持ちでいてほしい。逆に、無理しているようなら少し水をかける役割を果たしてほしいのである。たとえば、自宅で療養していて、ボツボツ外に出てみようかなと本人が言いだしたら、「じゃあ、一緒に散歩でもしてみましょうか」というような接し方でいいだろう。

患者が主婦の場合、家族が家事を分担する態勢をとって本人の負担をなるべく軽くしよう。しかし、日頃家事をやっている人のレベルに合わせてきちっとやろうとすると、今度は家事を代わりにやっている人が疲れてしまう。過労を避けるためにも、手を抜けるところは大いに抜くことである。

気分転換を期待しないこと

うつになった人の家族は、旅行にでも連れ出そうかと考える。気分転換に買い物にでも連れていこうと提案したりする。

回復状態がよければ、もちろん家族旅行もしてかまわない。そのさいには、ふだん以上にゆったりとしたスケジュールにすることが必要である。そして、旅行することで本人の気分が変わるという期待は、あまりもたないほうがいいだろう。

家族としては、旅行したら気分が変わるかもしれないと思うものだが、気分転換がうまくできないのがうつの特徴のひとつだからである。だから、本人は何をしてもあまり楽しそうな顔をしないかもしれないが、家族が、今はそういう状態なのだと理解していれば問題ないと思う。

それよりも、主治医と相談して頃合いを見ながら、回復過程に応じて少しずつ家事に手をつける、子どもの面倒を多少見てもらうなど、患者の元の役割に戻ってもらうようにすればいいのである。

くれぐれも、家族が社会復帰を急かしたりしないでいただきたい。仮に本人が性急に職場に戻り、長続きしなかった場合には、「今はまだ早すぎたということだから、それがわかっただけでいいじゃない。もっとよくなったら、また出ていきましょう」というような対応がいいだろう。

要するに、本人とともに家族もまた、病気とその回復過程をあるがままに認めることが大切なのである。

家族のメンタルヘルスも大切

今までお話ししてきたことは、患者の回復のために家族が犠牲になれということではない。家族の誰かがうつ病になるということは、本人だけでなく家族全員にとって大変な事態である。うつが長びけば、看病している人にも看病疲れが出てくる。

一方がうつのときに一方が献身的に世話をする夫婦がいた。そして、一方が回復してくる頃には看病しているほうの疲れが溜まり、同時に相手が回復してきたことによって緊張の糸が切れるのか、今度は配偶者がうつになる。そうやって、夫婦が交互にうつになってしまうのである。もっと多いのは、一方のうつが長びいているうちに配偶者もうつに陥る、というケースである。

このようなことを避けるためにも、家族もメンタルヘルスを大切にし、きちんと休息をとる必要がある。

最後にもう一度強調したいのは、家族はうつ病の犯人（原因）ではないということである。反対に、家族の人たちは、本人の改善に貢献するプラスの力をもっているのだ。だから、家族がうつ病について理解し、十分に養生できる環境を作ってあげることが病気の回復にとって大きな力になることを、ぜひ心にとめておいてほしいと思う。

［中村敬］

Ⅱ　うつ病の治療戦略

5　入院森田療法とうつ病

長びいたうつ病に対する入院森田療法

うつ病患者の七〇%くらいは、抗うつ薬を服用することによって改善に向かい、だいたい三ヶ月から六ヶ月間で本来の状態に戻ることができる。逆にいうと、残り三〇%くらいの人は、そうすんなりと回復しない。なかには長期にわたってうつ病が続き、さまざまな抗うつ薬によっても改善に向かわない場合がある。これからお話しするのは遷延化したうつ病、すなわち経過の長びいたうつ病に対する特殊療法としての入院森田療法である。

遷延化したうつ病とは

最近はうつ病のために精神科を受診する人たちがふえてきたが、それに伴って浮上してきたのが遷延化したうつ病である。一般に遷延化したうつ病は、長い期間うつ病を患ってはいるが、極期に見られるような強い抑うつ感、じっとしていられないような焦燥感、あるいは不眠とか食欲がないなどの症状はある程度改善している状態である。多少よくなった段階で回復のプロセスが停滞してしまって、いつまでも中途半端な回復に留まっている状態ということもできる。

そのような人たちの症状は、たとえば今ひとつ気分が晴れず、いつも薄曇りの気分が続く。何をしても楽しくなく、生き生きとした興味や関心が取り戻せない。気力が乏しかったり、漠とした不安が去らない。このような軽症のうつ状態がだらだらと続くのである。

なぜ遷延化するか

問題は、どうしてこのような遷延化が起こり得るのかということだが、原因は一つでなく、さまざまな理由が推測されている。

たとえば、病気そのものが長びきやすい特別なタイプという場合がある。第1章で述べた双極Ⅱ型障害の患者は、症状が長びく傾向があるともいわれている。

気分変調症も、経過が長い気分障害の代表である。これは軽いうつ状態が長期間にわたって持続するもので、長期化すること自体が気分変調症の診断の条件になっている。

遷延化するその他の原因としては、投与する薬の量が少なすぎる、あるいは投薬量は適切だが患者が指示通り服用していない、というような場合がある。こういったケースには、患者本人や家族も含めて、うつ病という病気について正しく知ってもらうことが重要になる。

職場や家庭に持続的なストレスが存在する場合もあり、そのようなときは環境調整が功を奏することもある。一例をあげると、企業のクレーム処理係のような職種の人は仕事そのものが持続するストレス要因である。その仕事を続けているかぎり回復は見込めないので、配置転換してもらって別の職種につくことで症状が改善した人もいる。

しかし、こうした手立てにもかかわらず、なかなかすんなり回復に向かわないケースも存在する。そのような場合は、しばしば本人の性格的要因が遷延化に与っているように見える。たとえば、几帳面、完全主義で自分に対する要求水準が高く、神経質性格に似て「かくあるべし」の構えが強い人である。実際に一部の執着性格やメランコリー親和型性格の人は、神経質性格にかなり近い性格傾向をもっている。

こういった人たちは、そもそもうつ病という病気にかかったことをなかなか受容できず、精神力で回復しようとした結果、エネルギーを使い果たしてしまいがちなのである。また、職場に戻るからには以前と同様一〇〇%の仕事をしなければとあせって無理をし、調子を崩すこともある。発病後の心身の調子にとらわれて、二次的に神経症的な症状を発展させるような場合もある。

たとえば、うつ病の症状はある程度回復してきたけれど、不眠恐怖症的な心性、あるいは対人恐怖症的な心性が目立ってくるということもあるのである。

このように、「かくあるべし」という姿勢やこだわりが自然な回復過程を妨げている場合、そのような患者に対しては、本人のそういう傾向を言葉で説明するだけでは充分ではない。説明を頭では理解しても、長年の生活スタイルや行動パターンは容易に変えることができないからである。

そこで、入院森田療法が必要になる。自分自身の体験を通して、行動のしかたや心の構えの修正を図るのである。自分自身に対する心の構えを変化させることが、うつから脱却することにつながるのである。ちなみに、慈恵医大第三病院でこれまでに入院森田療法を実施したうつ病（遷延例）五〇例の治療成績は、高度改善一四例（二八％）、軽度改善二五例（五〇％）、不変六例（一二％）、治療中断五例（一〇％）であった。症状自体については、軽度改善以上の効果が八一・三％に認められた。

もちろん、すべてのうつ病に入院森田療法が有効なわけではなく、神経質に似た完全主義の性格傾向が遷延化に関わっているような人に適しているのである。逆に入院に適さないのは、自殺の考えをもっていたり、意欲低下が著しく、動く気力がないというような重症の人である。入院森田療法によるうつ病治療は通常、抗うつ薬を併用して行っている。それでは、実際に遷延化したうつ病の症例を紹介しよう。

自動車メーカーに勤務するAさん（四十三歳）の場合

Aさんは、私立大学の理工学部を卒業し、いったん事務系の仕事に就いた。しかし技術家肌の彼はそれに飽き足らず、一年後に母校の大学院に戻って修士課程を終えると、ある自動車メーカーに就職した。彼は当初から、幼い頃からの憧れであった新車開発に携わることを目標にしていたという。

入社三年後、待望の新車開発部門の担当になったAさんの仕事ぶりには、目をみはるものがあった。もともと優秀だったのに加えて、几帳面で責任感が強く完全主義といえるような性格の人である。努力を惜しまず徹底的に自分の仕事に取り組み、その成果は着実に現れてきた。上司や同僚からも、仕事での能力は高く評価されていたそうである。その分、当時のAさんは遅くまで残業するのが当たり前で、生活がかなり不規則になっていた。この数年の間に二回胃潰瘍を患ったが、こうした生活ぶりをほとんど変えずに仕事に没頭していたようだ。

Aさんが新車開発部門に着任して五年後に、直属の上司が交代した。新しい上司が新しい部署での仕事に慣れていないので、以前の上司の仕事をAさんが引き継いだ。それまでの自分の仕事も抱えたままであるから、彼の負担は倍増することになったのである。

しかし、完璧主義で手を抜けないAさんは、新しい上司にも自分を認めさせたいという意気込みも手伝って、二人分の仕事をやり通そうと決めた。仕事の量に応じてやり方を変えるということをしなかったので、仕事に要する時間がとほうもないものになってしまった。残業は深夜に及んでしだいに疲れが溜まり、仕事の能率が少し低下するようになってきた。いつの間にか同僚と話をすることもなくなり、時間にも心にも余裕がなくなっていったのである。

過労が限界に達した半年後、三度目の胃潰瘍で吐血し入院することになった。そして、二週間後に退院して職場に戻った彼は、自分自身も周囲も今までとは何か違うと感じたのである。

新しい上司は前任の上司と違って、仕事を部下に任せることが少なく、そのつど報告を求めて部下の仕事の進行ぶりを掌握しようとするタイプの人だった。Aさんは以前からそれに対しストレスを感じていた。さらに、今回は病後を配慮してのこととはいえ、復帰した彼の仕事は比較的単純な部分の設計に限定されるようになっていたのである。入院以前に手がけていたAさんの仕事は、すでに幾人かの同僚に振り分けられていた。

Aさんはこの頃から、上司が以前ほど自分に重きをおいていないと感じ始めた。それにつれて、仕事への興味もだんだん失っていったのである。あれだけ仕事を生き甲斐にしていた彼が、一変して会社に行くのが苦痛になってしまったのだ。

夜中に何度も目が醒め、仕事に対する不安や悩みで心身ともに休まらない。朝、やっとの思いで床から起き上がっても、しばらくは頭が重くてぼんやりしている。集中力もなくなって単純なミスがふえ、「自分はこんなはずではない」とあせりばかりが空回りするようになった。それに応じて、上司の目は、ますます冷ややかになっていくように感じたのである。

一日の仕事が終わって帰宅すると多少はホッとするけれど、翌日のことを思うと食事もする気になれない。そんな日々が数ヶ月続いたある日、Aさんはどうしても会社に足を向けることができなくなった。そしてそのまま精神科を訪れ、初めてうつ病と診断されたのである。

しかし、医師から「うつ病」という診断を聞くまで、Aさんは病気をはっきり自覚していたわけではない。彼にしてみれば、「上司は自分をだめなヤツだと思っているにちがいない。もう会社に自分の居場所はない」、「結局、自分には新車開発者としての能力がなかったのだ。忙しい仕事に耐えられる精神力が欠けた、弱い人間だったのだ」と自己嫌悪に陥り、「いずれ自分は会社から見放され、仕事を失うだろう、人生の落伍者になるだろう」といったあせりと絶望の堂々巡りに陥ったのである。

「こんなはずではない、何とかしなければ」と、自分を奮い立たせようとしても力が湧いてこず、あせりばかりが空転してますます無力感が募ってしまう。Aさんのこのような状態は、うつ病の患者にしばしば共通して認められるものである。

①入院前の背景

Aさんは外来に来た当初、「何とかして本来の状態に戻りたい」と切実に望んでいた。では、彼の本来の状態とはいったいどんな状態であろうか。Aさん自身は、仕事の達成を生きがいにして自分が輝いていた時代だと言う。しかし、話を聞いた私は、そういった時代のAさんの生活自体に、うつ病を発症する要因が潜んでいたのではないかと思ったのである。

たとえば、彼には何度か胃潰瘍にかかったというエピソードがあった。これは、本人が自覚している以上に、無理な生活によるストレスが健康を脅かしていたという証拠である。自分の健康や家庭生活を切り捨ててまで仕事にのめり込んでいたわけだが、彼はこの点をほとんど問題にしておらず、それがうつ病の要因だということにも気がついていなかった。仕事に対する完全主義によって、Aさん自身が仕事に封じ込められてしまったという印象を受けたのである。

また、それまでのAさんの仕事ぶりは、仕事と自分自身が密着しすぎていたために、仕事を他の人と分かち合うことがむずかしくなっていたのではないかとも思った。彼が対処できる範囲を超えた量の仕事が舞い込んでも、周囲の人に頼れず一人で抱え込み、自分自身に大きな負担を課していたのである。

もうひとつ、Aさんの場合は仕事の達成感だけで満足せず、上司に評価されることで初めて自分の価値を感じることができたようである。したがって、新しい上司が自分に重きをおいていないと感じたときに、彼の足場は一転して不確かになり、急速にうつに陥ったのではないだろうか。

入院時に自己評価による性格判定を行ったとき、Aさんが「これは非常に自分に当てはまる」と答えたのは、「私は綿密なほうである」、「私は何ごともきちんと秩序だっているほうが好きである」、「私はきまじめである」、「私は用心深いほうである」、「私は完璧にしないと気がすまないほうである」、「私には繊細なところがある」、「私は自分を意識しやすいほうである」、だいたい以上のような面であった。

②日記を中心にした入院経過

では、日記を中心にAさんの入院の経過をたどってみよう。

臥褥（入院最初の一週間ほどを寝たまま過ごす）初日には、ようやく入院できたという思いがあるせいか、気持ちがスーッと安らいだ。その後七日間の臥褥中には、過去の記憶が浮かんだり、仕事に無事復帰できるだろうかなどの不安が湧いたという。臥褥期の最終日には、早く活動したいという気持ちと、このまま何もしないでいたいというおっくうな気持ちが共存していた。

軽作業期に入った当初は観察中心なので、庭の様子や他の人たちの作業ぶりを観察していた。日記には、そのうち体を無性に動かしたくなってきたとある。軽作業期の四日目から木彫りを始めたAさんは、この作業に没頭し「泰然」という文字を彫った。そうありたいという願いであろう。

しかし、実際にはけっして泰然とできず、木彫りの途中何ヶ所か細かいところを削り落として失敗し、そのことにこだわっていたことが日記に書かれていた。私は、「こういった失敗はあって当然のことでしょう。細部にこだわらず、全体として一応の作品になればいいのです」とコメントを付けている。

作業期の第一週目に入り、Aさんは草取りの作業を行った。それについては「中庭がきれいになって、とても気持ちがよかった」と書いている。実際に彼がそのように感じたとしたら、健康な心の反応が少し現れてきたのだと思う。もっと深いうつ状態のときには、草取りをした場所がきれいになっても、「きれいになった」ことで気持ちのよさは感じられないはずだ。ただ疲れたという疲労感だけが残るであろう。

また、Aさんは犬小屋の製作に携わった。綿密な設計図を日記に描いている。私はそれを評価して、「非常によい工夫があります」とコメントしておいた。実際、彼はよく工夫して作業に打ち込む姿勢のある人だった。

ところが、作業期の二週間目に他の患者たちと打ち合わせをしたあたりから、抑うつ感とあせりの気持ちが二、三日続いた。二度目の打ち合わせのときには途中で気分が悪くなって中座し、そのまま寝込んでしまって夕食もとれなかったのである。私はそのときの彼の日記に対し、「こんな日もあります。体調自体は意識でコントロールできるものではありません。そんなときは思い切って休むことも大切ですよ」とコメントしておいた。

私はAさんに何度か、「休むべきときには休む」ということを強調している。そして、本人もこのときは、「会社で仕事がうまくいかないときの感じとちょっと似ている。斬新な企画をと思っても見通しが立たず、時間もない。完全主義が頭をもたげているのかもしれません」と、調子が悪くなった原因を分析している。

「七〇点主義を心がけたい」という記載もある。自分でも、自分に無理を課す構え方に気がつき始めているのである。ただ、彼もすぐに気づきを行動に移せたわけではない。他の人の力を借りるとか、完全主義を和らげるということは、そう容易ではなかったのである。しかし私としては、「それが大切な点です。ここでの生活に大いにつまずき、つまずくたび、このように自分の完全主義を修正し対処していくことが大事」というふうにコメントしている。

二度目の打ち合わせで一日寝込んで夕食をとらなかったのだが、翌日からは気分が回復した。なかなか画期的な企画を思いつかないと言っていた作業も、何とかやり遂げることができた。四週目の日記には、庭に植えてあるマリーゴールドがしおれかけていたので水を多めにやってみると、翌日には葉がぴんと張って元気を取り戻したと記してある。「草花が息を吹き返した姿を見ると、自分の与えた水の一滴一滴が命の支えになっているような実感が湧いて、何ともいえず嬉しい気持ちになります」と記されていた。

「しおれた草花が息を吹き返す」という光景は、うつ病の回復途中にあるAさん自身の姿と二重写しになっていたのかもしれない。また、たとえささやかなことであっても自分が何かの役に立つという体験は、それまで損なわれていた自分の価値感が回復していく兆しを示していると思う。さらにそれは、さまざまな作業に取り組んでいくに従って、Aさんの関心が自分の内面ではなく外に向かうようになってきた証拠ともいえるだろう。

ところが六週目になると、彼は他の患者たちの不真面目な態度に腹立ちを覚えたのである。「どうも最近、若い患者たちの生活態度がだらしなく感じます。作業の間、おしゃべりばかりしているのが目につきます。あれでは作業に集中できないのではないでしょうか」というように、気になっている様子がうかがわれる。私のコメントは、「他の人たちに自覚が必要な点はあるでしょう。しかしあなたにも、いささか『かくあるべし』の構えが強いように思われます」というものだった。

このような完全主義の人は、えてして他の人を自分の基準で計って決めつける傾向がある。しかしそうすると、他の人たちとうまく力を合わせることができにくくなり、自分ひとりで仕事を抱える結果になってしまう。できれば、そうした構えを少し緩めてもらいたかったのだ。

同じ時期に、飼犬の状態が悪く、Aさんがいろいろ手をかけたことがあった。日記には、「今日は他の動物委員の人たちがおらず、ひとりで大変でした」と書かれている。これにも私からは、「大変でしたね」と言いつつも、「こういうときは、動物委員以外の人たちに協力を頼んでもいいのではないでしょうか」と返しておいた。なるべくひとりで抱え込む姿勢に気づいてもらいたいからである。

Aさんのこういった仕事ぶりも、七週目くらいになると疲労感が出てくる。「頭がボーッとしている感じで注意力が足りない。単純ミスもときどきあります。でも、自分より重い症状を抱えてがんばっている人もいるのですから、私もがんばります」と書いている。私はこれにコメントして、「しゃにむに突き進むことではなく、上手に休息をとることが大切です」と、ここでもやはり休息を強調している。何でも予定どおり完全にこなそうとする彼の姿勢には、「ものごとに優先順位をつけて、捨てるものは捨てる、後に回すものは回すことも大切」と促してもいる。

九週目になると、Aさんもなるべく後に回すものは後に回し、他の患者にも仕事を委ねて休息を多めにとることによって、七週目に感じていた疲労感が回復していった。この頃の彼の日記には、「いろいろな作業に打ち込んでいるうちに、自分自身のことを考えている時間があまりなくなってきているように思います。そのことが別に苦にはならず、むしろいろいろなことに関心をもち、楽しみ、喜びを見つけられるようになった気がします」とある。

これはほぼ回復してきた状態と判断できる。私は、「そのときどきの『現在』になりきっているようです」ということと、「他の人に任せるということが少しできたようです」とコメントした。

一〇週目には、「いろいろなアドバイスが、ようやくひとつのまとまりとして理解できるようになってきたのではないかと思います」と書いている。それまでの彼は、「これくらいの作業量は、たとえ肉体的にきつくとも泰然自若としてこなせなければ、とても元の仕事には復帰できない」という気持ちでがんばってきたということだった。しかし、「がんばるばかりではなく、心にも体にも余裕をもたせていくことが大切だとわかりました」と書いているように、無理を強いる自分の姿勢にようやく自分で気がついたのである。

結局、心身の余裕をもつためには休息が大切で、優先順位をつけて重要なものから手をつける、限られた時間のなかで折り合いをつける、一〇〇%でなくても我慢する、事情によっては人の力を借りるのだと、Aさんなりに得心がいったということである。私は、「自然との調和が大切だということですね」とコメントした。要するに、無理せず自然とバランスを保っていくことが大事だ、と言いたかったのである。

一週目に彼は外泊した。その感想として「黙々と通勤の電車を待つサラリーマンたちは、どこか硬い表情で、せき立てられているように見えました」と書いている。私は、「この光景を記憶しておき、時間に追い立てられたときの自分の鏡にするといいですね」と返している。

このようにして、完全主義に陥っては過労を招くというパターンに自ら気づき、それを少しずつ修正したAさんは、三ヶ月間ほどの入院によって職場に復帰し、その後も調子を大きく崩すことなく過ごしている。

Bさん(四十八歳)の人生の転機

Bさんは一〇年近くにわたって軽うつ状態が続いたため、森田療法を希望して来院した。

関東のある県に生まれ、子供の頃は勉強がよくできて、スポーツも得意な少年だったという。性格は内向的で完全主義、理想主義的な面が強く、神経質性格の持ち主である。地元の国立大学を卒業した後、地方銀行に就職した。職場では営業の業務に携わっていて、上司の覚えもよく、三十代半ばまでは順風満帆の人生を生きてきたようである。

三十八歳のときに銀行の合併があり、他銀行出身の支店長が新たに赴任した。新しい支店長は大変なやり手で、部下にとってはプレッシャーを感じる存在だった。そのうち、Bさんが担当した貸付先との間にトラブルが生じ、それは彼の責任ではなかったにもかかわらず、対応の不手際を支店長に叱責されるということがあった。Bさんはもともと上手に自己弁護できるようなタイプではなかったため、その件について充分な釈明ができないまま、トラブルの処理に当たった。

ようやく問題の処理が一段落した頃から、頭痛や倦怠感、不眠、妙な疲労感などの身体の不調に悩まされるようになり、近くの心療内科を受診して「仮面うつ病」という診断を受けた。抗うつ薬を服用することで不眠や頭痛はある程度改善したが、疲れやすく、仕事に対する気力が充分に湧いてこない状態はその後もずっと続いた。結局、仕事にも職場にも嫌気がさしてしまった彼は、退職することに決めた。会社を辞めて以降は、多少気が楽になったように感じ、しばらくしてから知人の紹介で「あまり考えずに」小さな印刷会社に就職した。しかし、再就職した会社は仕事がきつい割に賃金も安く、またそれ以上に銀行マンとしての自負もあったBさんにとっては、満足のいかない職場であった。

しばらくはもっと条件のよい会社を探すためにいろいろ手を尽くしてみたが、思うような職場は見つからなかった。折りしもバブル崩壊が始まった頃で、四十歳近くになっての再就職は容易ではなかったのである。一時はサラリーマン生活に見切りをつけることも考え、独立してできる仕事を求めて資格試験の勉強にも着手したそうである。しかし勉強を始めると、「この資格をとっても思ったような生活はできないのではないか」という不安が起こり、中断してしまったという。

そうこうするうちに時間はどんどん過ぎてしまい、しだいに「こんなはずではなかった」、「新しい道に踏み出せない自分が情けない」という自己否定的な気持ちが募り、そのせいで日々の暮らしに対する意欲も失ってしまった。そして、絶えず不全感を抱きながら機械的に仕事をこなす、といった状態を長年続けてきたのである。帰宅しても憂うつな気分で、家庭のことにも関心がもてない状態であった。

本人はずっと、この出口のない状況を突破するためにはまずうつ状態を完治させ、気力を回復させなければいけないと考えていたそうである。そして、ようやく意を決して森田療法を希望し、病院へやってきたのだった。

初診時のBさんは、伏目がちで表情に生彩がなく、慢性的な自己不全感があり、気力が不十分だった。将来に希望が見出せないことに、深い悩みを抱えている様子もうかがわれた。ただ、印刷会社の仕事はおっくうではあっても、毎日概ねこなせるということであった。うつ病による意欲と活動性の減退はあっても軽く、むしろ仕事が終わって夜、一人で将来をあれこれ思い悩むといっそう気分が沈んでくる。こうした状態と経過から、気分変調症と診断した。

Bさんの仕事の都合により、休めるのは一ヶ月半程度だったので、期間を限定した短期の入院をすることにした。

①日記を中心にした入院経過

では、Aさんの場合と同じように、日記を中心にして入院後の経過を紹介しよう。

Bさんも、臥褥期の初めの三日目頃までは、不安や悩みごとが頭によく浮かんだそうである。しかし五日目になると、「こんな不安や悩みはいくら考えてもしょうがない。ただ、浮かぶに任せておくしか手はない」と思うようになり、それによって気持ちがスーッと楽になったと書いている。その後はさほどの苦痛もなく、食事がおいしいと感じられ、後半には軽い退屈感が湧いてきたという。

軽作業期に入ると、庭の植物や野菜の生育に興味を覚え、実によく観察していた。ただ、何もせずひとりでいる時間になると、入院前と同様に気分が沈みがちであり、そのため軽作業期の途中から早く作業期に入りたいと語っていた。

この時期に、改めて入院までの心の軌跡を尋ねてみた。それによるとBさんは、印刷会社の仕事は本来の自分の仕事ではないと感じていた。では、本来は何を求めているのかと聞くと、「もっと納得のいく仕事をしたい」「何か資格をとりたい」と言うばかりで、具体的なプランに結びつかず、漠然としているように感じられた。

そこで私は、現状を何とかしたいと願っているBさんの気持ち自体は「向上発展欲が旺盛なしるし」と伝えたが、同時に「転職しないかぎり生活は充実しないのだろうか」という疑問も差し挟んでおいた。そして、とりあえず仕事のことは保留にして、目前の作業ひとつひとつに取り組んでいくよう促した。

七日間の軽作業期を終了し、次の作業期に入った。作業への取り組みは几帳面で、畑仕事や動物の世話に関しては細々した点によく気がつき、建設的な提案をする。若い人が多い病棟の中では、しっかりした大人が入ったという印象であった。

しかし本人の主観では、作業を始める前におっくう感があり、ときどき何ともいえない倦怠感を自覚するということであった。つまり、うつの症状が少し残っている状態なので、私は彼の疲れ具合を見て、「休むべきときは休むように」と助言した。

入院三週間を過ぎた頃になると、Bさんは朝の気分がよくなってきた。それまではおっくう感があってなかなか行動に移ることができなかったのだが、この頃から手早く行動に入れるようになってきたという。本人の言葉では、「作業と休息という規則的でメリハリのある生活によって、肩こり、疲労感、おっくう感などがなくなり、心身ともに楽になってきた」とのことであった。ぼつぼつと作業し行動が広がっていくにつれて、意欲や活動性が回復してくる時期に入ったのである。また、その頃の日記には、「うまく言えないが、自分にとって症状だけでない課題があるように感じている」とも書いている。

私のほうは、「たぶん、それは大切なテーマがあるのでしょう。ただ、それを無理に言葉にしなくてもいいのです。自ずから言葉が浮かび上がってくるときを待ちましょう」と書き、「まずは、日々の作業を大切にするように」と促している。

Bさんは人生の転機に差しかかっている。これからの生活をどう立て直していくのかという問題に直面しており、将来への決断は避けては通れないだろう。しかし私は、治療の早い時期に頭で答えを探し求めようとするよりは、機が熟すのを待ったほうがいいと考えたのであった。

その後の彼は作業に打ち込み、やがて、「将来については考えてもしかたない。今までずっと考えてきたのだから、すぐに答えは出ないだろう」といった一種の諦めの境地が生まれてきた。Bさんは森田療法の本をよく読んでいたので、私は「前を謀らず後ろを慮らず」という言葉を引用し、現在になりきることが大事というようなことも助言してみた。

そして、意欲がじょじょに回復してきた入院一ヶ月後のことである。彼は重い荷物を持ち上げようとして、これまで何回かかかったことのあるぎっくり腰（椎間板ヘルニア）が再発してしまったのである。そのせいで思うように動けなくなり、それを非常にもどかしく感じた彼は、せっかくうつの症状がよくなってきていたのに「停滞した感じになってしまった」と言う。

Bさんは、体を動かすことでよくなってきたという実感があっただけに、ぎっくり腰でそれができなくなり、がっかりしてしまったのである。そこで私は、熱が出たときの森田のエピソードを紹介し、「大切なのは今の状態を受け入れたうえで、できることを探して手をつけていくという姿勢なのだ」とコメントした。Bさんにとっては、今の境遇を受け入れるという大切なテーマが、改めて目前の課題として現れてきたといえる。

ぎっくり腰に陥った当初、落胆したBさんはただ座って、他の人の作業を眺めて過ごしていた。しかしやがて、自分から座り仕事を探してこなしていくようになった。それによって、思っていたよりも座ってできることはたくさんあることに気がつき、一時感じていた停滞感も消えていったのである。

コルセットをはずせるようになったとき、「身体を自由に動かせるという単純な事実が非常に喜びだった」と彼は言った。その頃の彼の作業ぶりは、入院前の仕事とは対照的に伸びやかで、積極的な取り組みへと変化していった。同じ頃、Bさんは入院前の状況を振り返って、次のように語っている。

「銀行を辞めて以来、ずっと敗北感のようなものを感じてきた」、「一〇年近く続けた印刷会社の仕事は仮の仕事と思っていたけれど、そうしているうちに、転職するという願いは年齢的にだんだん実現がむずかしくなっていった」。

このように、自分の置かれている現実を見つめることができるようになったのである。「本来の仕事は別にある」という思いにとらわれるあまり、日々の暮らし＝生活を支える今の仕事や家庭での生活は無意味に感じられ、見果てぬ夢のように転職を願い続けてきたのだった。そのあげく、現実の生活に能動的に関わることがじょじょに希薄になっていき、ますます生き生きとした実感が得られなくなっていたのである。

そこで私は、「退院した後の半年くらいは転職のことは棚上げにして、今ある仕事、あるいは家庭での生活に力を尽くしてみてはどうか」と提案した。まずはそれを試みた後に、それでも転職の希望が変わらず、何か具体的な道があるのならば、そのときに転職へと踏み出してもいいのではないかと伝えた。Bさんも、「退院後の生活に迷いはあるけれど、もう堂々巡りに考えていてもしかたがない。提案どおりに、しばらくは入院中の作業の延長として、今の仕事に取り組んでいきます」と決心した。

こうした経過を経て、入院の終わりの頃には、「この頃、今までにない変化がありました。自然にやりたいことが浮かんでくるのです」と、内発的な活動欲も芽生えたのだった。そして、ぎっくり腰のために少し長びいたが、二ヶ月間ほどの入院生活を終えた。退院後、元の会社に戻ったBさんは、以前よりも仕事が苦痛ではなくなったと言い、抑うつ症状の再燃もなく、忙しい日々を送っている。

入院治療の意義

森田療法の入院治療には、大きく分けて三つの意義がある。

①うつ症状の改善

ひとつは、うつの症状そのものに対する改善効果である。

入院治療には、臥褥期、軽作業期、作業期と、緩やかな流れが形づくられている。どうして入院にこのような形が必要なのか、説明しよう。

入院する前の患者は、自分で症状を何とかしようともがき苦しみ、結局うまくいかず疲れきった状態にある。無理して仕事をしたり、仕事を休んでいても、明日は会社に行かなければと悶々として、つらい生活を送っている。そこでまず、もがいたり逆らったりという外の環境から離れ、治療の緩やかな流れに身を任せるという体験が必要なのである。

最初の一週間は臥褥期だが、その主な目的は心身の休息をとることである。同時に、そのような環境に身を任せることによって、自分で何とかしなくてはいけない、明日は会社に行かなければならないという、あせりや不安が軽減する。

軽作業期は、豊かな自然環境の中で、自分で気づいた作業にぼつぼつ取り組んでいくという生活である。手がける作業は生活に根ざした単純な仕事である。うつ病の患者には、神経症の人より軽作業期を長めにして、ゆっくりと作業期へ移行させることがしばしばある。

患者は自分の職業や仕事の場面では、クリエイティブでなければならない、適切な判断をしなければいけないなど、さまざまな「しなければいけない」という思いでふくらんでいる。それに比べ軽作業期に行う作業は、目の前に汚れた所があればサッと拭くというように、単純で、しかもはっきりと結果の出る仕事である。この、単純な作業をぽつぽつとこなしていく体の動きを通して、自発性が促進されるという意味合いがあると思う。

繰り返しになるが、うつ病の回復過程では、最初からクリエイティブな仕事をするのではなく、単純に処理していく仕事のほうがいい。したがって治療者も、患者が無理に活動を広げようとしているときは、なるべくブレーキをかける。充分に休息をとりながら、回復のレベルに応じた仕事をするようにアドバイスしていく。そうすることによって、無理なく、じょじょにエネルギーを回復させることができるのである。つまり、森田療法のうつ病の治療は精神療法といっても、かなり身体的な要素の強い療法なのである。

もうひとつ、入院という環境には次の利点がある。入院していないときの患者は、周囲の人がみな健康に見えるため、自分ひとりがだめな落伍者だと感じてしまうものである。しかし入院治療中は、自分と同様の症状を抱えた者同士の関わりのなかに身を置くわけである。そのため、対等な立場と関係で、平等感をもって生活を再スタートできるのである。

そして、目の前の作業にひとつひとつ取り組んで目的を達成する。水をあげたら植物がみずみずしく蘇るというように、ささやかな行為でも役に立つと実感できる経験を通して、自己評価を修復するきっかけがつかめるのである。

ひと言でいえば、入院前はうつ病の回復過程で停滞していたわけだが、入院というセッティングによってその過程をリセットするということである。

②「かくあるべし」の姿勢の修正

うつ病の人に強くある「かくあるべし」という姿勢が、日々の生活やスタイルに無理を課している。だから、それを緩めてあげるというのが入院の二番目の意義である。そのために、「かくあるべし」ではなく、「これは今できるけれど、これは無理だ」と事実をしっかり見極め、そのうえで取り組んでいくことを勧めている。

また、休息を確保すること、仕事はひとりで抱え込まずに他の人に分散していくことなど、これまでの患者の生活や仕事のスタイルを少し柔軟にしていくことにも意義がある。先に紹介した患者の治療経過のなかで、治療者が面接や日記のコメントを通じ、このことを繰り返し伝えていた理由がおわかりいただけると思う。これは、うつ病の再発予防にもつながることである。

③自分を受け入れ生活を再構築する

三つ目は、前の二つのような環境と作業を通して、自分というものをもう一度受け入れるということである。Bさんは、ちょうど人生の曲がり角にさしかかった年頃である。もうじき五十歳を迎えようとしており、自分の境遇を引き受け、自分と家族の生活を支えていく年齢である。足場をしっかりと作らざるをえない状況なのである。

病気からの回復過程のなかで、自分の生活を再構築すること。そして、「自分は自分でいいのだ。この自分はかけがえのない存在なのだ」という自己受容をすること。それが入院治療の最終的なテーマである。

うつ病に対する一般治療と森田療法の違い

一般的なうつ病の治療は、ほとんどが普通の内科と同じようにベッドの上で生活し投薬するという方法が主流である。病院によって、少しレクリエーション療法を施しているところもあるが、基本的には休息が主体である。しかし、うつ病が長びいたケースでは、いつまでも「ただ休んでいなさい」と言っているだけでは効果は乏しい。にもかかわらず、休息以外にどうしたらいいのかというノウハウは、これまであまり論じられていなかったのである。

その点、森田療法には、患者をもう一度生活のなかに参加させていくための具体的な方法がある。森田療法が一般の治療と異なるのは、セッティングに臥褥から軽作業、作業という流れがあり、治療の後半には休息を確保しながらも行動することに重きが置かれているという点であろう。

もうひとつは、たんに症状から回復するだけでなく、その人らしさを受け入れることをめざしていることである。それによって結果的には自己評価や自己像を修復し、さらに考え方を柔軟にしていくということまでをめざしているのである。

［中村敬］

症例1 慢性的なうつ状態に陥ったDさんへの入院森田療法

ここに紹介するのは三十七歳の男性で、製薬会社に勤務しているDさんである。「気分の落ち込みが続く」、「会社に行くことができない」というのが主訴である。

小学校から高校にかけて真面目、負けず嫌いな性格であった。学生時代の成績は、負けず嫌いな性格からか勉学に励み、模範的な優等生だった。大学を卒業後、希望していた製薬会社に就職し研究室で研究開発に携わることになった。当時の研究室には自由な雰囲気があり、そのなかで自分のペースで研究を進めていくことができたという。

仕事ぶりはいたって真面目で、研究業績もあり、社内でも評価の高い存在であった。三十三歳のときに結婚し、一子をもうける。この頃は仕事に無我夢中で、家庭のことを省みる余裕はほとんどなかった。その後、三十五歳のときに転機がやってくる。研究業績を買われ、直属の上司から管理職への昇進を通達された。この通達をうれしく思う反面、内心では、研究職をこのまま続けていきたいというのが正直な気持ちであった。しかし、上司の評価を下げたくないという気持ちから、昇進を承諾する。

昇進後、仕事の内容は一変し、研究業務だけでなく、部下の研究指導や上司との研究費の折衝などにも追われるようになった。それまで研究だけこなしてきた彼にとって、いくつもの業務を同時並行でこなしていくのは、とても不慣れな体験であった。しだいに仕事を家に持ち帰るようになり、睡眠時間も削って仕事をするようになっていった。

昇進から半年ぐらいすると、何をするのもおっくうな感じや、眠りにつきにくい、朝早く目が覚めるといった症状が出てきた。このときDさんは、つらい状態が続くなか、それを押して仕事を続けていった。しかし改善は認められず、むしろ集中力の低下や食欲低下なども加わるようになっていった。そのため、三十六歳のときに、近くの精神科クリニックを受診している。

このときの診断は、「うつ病」だった。抗うつ剤を投与され、同時に、当面仕事を休むように医師から指示された。そして二ヶ月間の休職後、おっくうな感じや不眠などの症状は改善し、職場に復帰することができた。復職すると、それまで休んでいたことで皆に迷惑をかけていたのではないかという思いと、同僚に遅れをとってしまったというあせりから、以前にも増して多忙な日々を送るようになった。

結局数ヵ月後、以前と同様に意欲の低下と集中力の低下、不眠が再度出現して、休職を余儀なくされる。その後、何とか職場に復帰しようとするが、以前のようには気分がすっきりせず、朝になってもおっくうな感じが抜けず、出社できない日々が続いたのである。また、朝になると、上司や同僚から「サボっていると思われてやしないだろうか？」「休んだことで叱責されたらどうしよう」と不安が募《つの》るようになり、余計に出社できなくなるという生活に陥ってしまった。そこで抗うつ剤の調整などが行われたが、おっくうな感じなどの症状に大きな変化はなく、自宅に引きこもる生活が続いた。

自宅での生活も不規則になりがちで、一日中布団のなかにいることも少なくなかった。この頃、そんな姿を見かねた妻が偶然にも森田療法のことを本で知り、彼に合うのではないかと、受けてみるように勧めたのである。本人もその本を一読して、休息だけを促さない森田療法に納得がいったという。どうにか今の生活から抜け出したいという思いで意を決し、三十七歳のときにかかりつけのクリニックから紹介されて、当院を受診した。

初診時は、著しい抑うつ症状や死にたいという考えは認められないものの、意欲の減退などが慢性的に認められた。しかし治療者は、その症状のなかで入院生活を送ることは可能と判断し、入院森田療法の導入を決定した。このときの診断としては、軽度の抑うつ症状が二年以上にわたって認められたため、経過から気分変調性障害とした。また同時に、ひとつのことをきちんとやり遂げないといつも不全感が残るという、完全主義傾向を認めた。つまり完全主義的傾向が強すぎるあまり、休息と行動の生活バランスが悪いと考えられたのである。そのため、抑うつ症状の改善を図る一方で、完全主義的になりやすい「かくあるべし」の生活スタイルを緩やかに見直していくことを目標に、入院森田療法へ導入していったのである。

①臥褥期

Dさんは、少しおっくうに感じながら入院治療を開始した。臥褥の初日は、残してきた家族のことを思って申し訳ない気持ちになり、同時に、将来のことを思って不安になったという。治療者はそんな状態に対し、不安になるのは自然であると告げ、臥褥によって休息することをひとまず保証した。そのなかで彼は、ときおり不安に襲われることはあるものの、不眠やおっくうな感じは比較的速やかに改善され、臥褥期後半には、抑うつ症状は入院前に比べじょじょに軽快していった。そこで、軽作業期への移行が可能と判断し、臥褥は一週間で終了することとした。

②軽作業期

軽作業期に入ると、周囲の患者が一生懸命に作業している姿を見て、自分も早く追いつきたいとあせりを募らせた。しかし治療者は、まずはこの段階で、身の回りのことに少しずつ手を着けていくことを優先するよう、アドバイスしていった。彼の場合、あせるあまりに目前のことに浮き足立ってしまう傾向が認められたからである。そういうなかで、彼は木彫りに真剣に集中するように努めていった。ただ、やり始めると我を忘れて没頭するところはあったように思う。

この間の治療は、どちらかというと休息を保証し、患者の行動を緩やかに促していくといった内容であった。この段階ではとくに、休息を確保しながらボツボツ体を動かしていくことの大切さを体験する点に重きを置いている。このことは、それまでの人生の遅れを少しでも取り戻したいと、あせりに任せて無理しがちな患者さんに水をかけることも意味していたのである。

③作業期

その後、集団のなかに入り、本格的な作業が始まった。作業中、先輩患者の言うことを一生懸命聞き、メモをとりながら作業に取り組む姿勢が見受けられた。四週目頃になると、以前よりも身軽に行動できると主治医に語り、抑うつ症状が軽快していることを日記にも記すようになった。この頃の入院生活を振り返って、「目の前が開けるようでとても新鮮な体験であった」と述べている。体を緩やかに動かして作業することは、それまでの閉塞しがちだった生活に風穴を空ける体験だったといえるだろう。

その後、Dさんは、よりいっそう作業に精を出すようになっていった。この段階での他の患者による評価は、大体において「熱心で一生懸命」というものだった。その後、植物委員としていろいろな作業に積極的に関わるようになっていく。もともと植物に詳しかったDさんは、花への肥料の与え方などを調査し、他の患者に的確な指導をしたりもしている。このときの改善ぶりには、正直なところ、治療者も驚かされた。

しかし、その一方ですべてが順調というわけではなかった。確かに作業は一生懸命で、積極的であったが、他の患者がやるべき作業までも引き受けて、夜遅くまで作業をこなしているのがしばしば見受けられたのだった。また、作業も自分のやり方に固執してしまい、融通性を欠いて、他の患者の意見を聞こうとしない姿勢が見て取れた。この頃から、病棟の看護スタッフにため息まじりに、「忙しい」という言葉を漏らすこともあったようである。このとき治療者は、面接や日記のなかで「忙しいからこそ、休息がとても大切になります。とくにこまめな休息をとるように」とコメントしていった。

作業期約六週目頃、花柄せん定の作業で、自分が教えた通りに他の患者がやらなかったことに対し、日記で怒りの感情をあらわにした。「自分はこれだけがんばって作業をしているのに、他のみんなはまったく動こうとしない。これでは不平等だ」と、強い怒りの内容が記載されていた。

それまではどちらかというと、「がんばっている」といった内容が主体の日記であったが、それ以降、怒りを中心とする内容が記されることが多くなった。そして数日後には、疲れたといって作業を休むようになったのである。治療者は、面接のなかでDさんの怒りを取り上げ、まずはその内容に耳を傾けるように努めた。そこからわかったのだが、彼には、たんに作業を一生懸命やるのが森田療法だと思っているところがあったのである。

ただ作業を一生懸命やるだけでは、入院前の会社での状況となんら変わらないといえるだろう。つまりDさんの場合、ただ作業を一生懸命やるという姿勢から、作業をどういうふうに行い、休息を織り交ぜていくかと工夫する姿勢への転換が、治療上とても大切なのである。治療者は、このことをあらためて伝えていく必要があった。それと同時に、作業や対人関係などで認められた、「かくあるべし」の態度を取り上げるように努めていった。Dさんには、自分が思ったように行動を進めていこうとする姿勢が、強固に認められたからである。

「かくあるべし」という完全主義的傾向があるために、自分のやり方に固執し、融通に欠ける姿勢が目立ったのだろう。また、作業中、他の患者が自分の思うように動いてくれなかったことへの怒りも、彼の「かくあるべし」ゆえだったといえるだろう。とくに、他人に任せることができなかった大きな要因が、「かくあるべし」の態度であったといえる。そのせいで、あらゆるものを自分で抱え込み、心身の疲れがたまって抑うつ症状を長びかせたのである。

治療者は、面接だけでなく日記でも、この態度を取り上げるようにしていった。Dさんは、その後、再び作業にとり組むようになった。作業への取り組みは、相変わらず抱え込みがちだったが、今度は自分なりに休息をとることを意識しているように見受けられた。日記などでは「植物の植え替え作業も、みんなの力を借りて協力してやっていきたい。他の患者に任せるのは不安だが、一人で抱え込むことをしないようにまずは努めたい」といった記載が認められるようになった。

つまり、Dさんのなかで作業を通じて、生活の進め方を自分なりに工夫しようとする姿勢が培われてきたといえる。治療者は日記のなかで、「押すことだけでなく引くことも忘れずに」、「何ごとも決めつけて事を進めないように」などとコメントすることで、「かくあるべし」の態度の修正を促していくように努めた。その後、Dさんは植物委員長になり、作業を統括する立場になる。いくつものことを同時並行的に進めることが苦手な彼にとって、これは昇進したときと似たような状況であった。

作業量が多くなり余裕を失うなか、その状況を助けてくれたのは他でもない、まわりの患者たちだった。これに対しDさんは、申し訳ないと思う反面、作業を手伝ってくれた人たちに感謝する内容を日記に記載している。治療者はこのとき、「一人力んで多くの作業をすることが大切なのではなく、みんなで協力して柔軟に対応していくことがとても大切である」と、日記にコメントしている。みんなと分担し協力して作業に取り組んだことは、容易に「かくあるべし」の態度に陥りやすいあり方を振り返る、貴重な体験であったといえる。その後、植物委員長を無事終了し、社会復帰期に入った。

④社会復帰期

その後、Dさんは会社復帰を念頭において、自宅への外泊を行った。そのさい上司のところに出向き、会社復帰について話し合ったというだけでなく、「自宅で妻と一緒に、久しぶりに子どもの世話などをした」と面接で語っていたのが、治療者にはとても印象的だった。その後もときおり、「社会でまた失敗したらどうしよう」と不安になることがあったが、それは誰にでも認められる自然な感情であるとして、緩やかに会社復帰の話を進めていくように促していった。

Dさんは入院約三ヶ月で退院となった。その時点では、抑うつ症状はほぼ改善していて、その後、無事会社復帰を果たしている。以来、とくに目立った抑うつ症状の再発は認められていない。

以上、抑うつ症状を主訴とする患者への入院森田療法の実際について述べた。現在、うつ状態に対する一般的な治療は、抗うつ剤を主体とする薬物療法と休息が中心となっている。しかし、そのなかで抑うつ症状が慢性化し、治療が難渋するケースがあるのも事実である。確かに死にたいという気持ちが強く、疲弊の著しい急性期のうつ病患者には、何といっても十分な抗うつ剤の投与と休息が第一の選択になるだろう。

しかし、抑うつ症状が慢性化する背景には、ときとして患者自身の生活スタイルや、性格的特徴の問題が示唆される場合もある。つまり、十分な薬物療法を受け休養をとっているにもかかわらず、抑うつ症状がなかなか改善しないケースでは、患者本来の性格傾向や生活のあり方を見直してみることが、治療上とても大切になるのである。ことに入院森田療法であれば、治療者が直接、患者の生活スタイルを見ることが可能である。入院治療の場で、患者自らが生活のなかに休息をしっかり位置づけ、「かくあるべし」の態度を修正する体験を積むことが、うつ状態の入院森田療法の治療では重要なポイントになる。このことが、他の治療法にない入院森田療法の特徴といえるだろう。

〔樋之口潤一郎〕

症例2　うつ状態を呈した中年期女性への森田療法的アプローチ

一般に中年期は、身体的、あるいは社会的、心理的にも変化の多い時期である。また、年齢的にも人生の折り返し点という意識が生じるだけに、自らの人生を問い直す時期といえる。そうした中年期にうつ状態を呈した症例を見ると、症状の背後にライフサイクル上の問題が関与していると考えられるケースも少なくない。とりわけ、女性例の場合は、夫婦間もしくは家族の問題を抱えているケースも多いように思われる。そこで、ここでは中年期にうつ状態を呈した女性例を紹介し、中高年の抑うつに対する森田療法的理解と関わりについて具体的に述べることとする。なお、プライバシーを保護するため、症例のプロフィールは一部修正してある。

中年期後期の問題から抑うつに陥ったKさん

Kさんは初診時五十一歳の女性で、ボケ恐怖、ものを理解できない、何もわからないといった漠然とした不安感、抑うつ感を主訴に来院した、混合性不安抑うつ障害の患者である。夫と息子、娘の四人家族で、元来几帳面で完全主義的な性格傾向であり、コンプレックスが強く他人の目を気にするところがあった。また、おとなしい反面、活動的であったという。

中学卒業後に就職し、二十三歳で今の夫と結婚、すぐに長男が生まれ専業主婦となる。夫は頑固で、自分の意見が絶対と考えるタイプだったが、仕事一途で家庭的なところがまったくないこともあって、夫婦間はほぼ家庭内離婚に近い状態であった。Kさんは帰宅しない夫への意地もあって、大方のエネルギーを子どもに注ぎ、父親と母親の二役をこなしてきたという。子どもから手が離れ、経済的にも少しゆとりが出てきた頃に離婚を考え始め、仕事に就くが体調を崩し辞めてしまった。

何とか自立しようと、五十歳の頃に痴呆症看護ヘルパー講習会を受けたことをきっかけに、自分自身のもの忘れがひどく気になりだし、もしやボケるのではないかと不安が強まり抑うつ状態に陥った。この頃のKさんは、自分の行動に自信が持てないために、外出することもできず、かといって家に一人でいるのも不安で、食事の仕度はおろか、料理の献立も考えられなくなり、診察を受けることになった。その後、約半年の外来通院を経て、本人の希望もあり入院となった。

Kさんの主な訴えは、ものを理解できないことへの不安、ボケ恐怖とそれに伴う抑うつである。こうした訴えの背後には、完全主義、几帳面といった強迫的パーソナリティーとその破綻が見え隠れしており、中年期後期という人生の過渡期における発症であることを考え合わせると、ライフサイクル上の問題がその発症に大きく関与していると理解できる。

すなわち、これまでは「かくありたい」という高い自己理想を掲げながらも、その強迫的なやり方で適応してくることができた。それが、子どもの自立にともない、役割の喪失感、虚無感が強まって、自らの存在の意味を問い直したとき、強迫的防衛が破綻し、抑うつ状態に陥ったと考えられる。いわゆるライフサイクルにおける危機とは、それまで当然のことと見なしていた自己のアイデンティティーを改めて自覚し、それを選び直す自由が与えられるときに起こるという。

Kさんの場合も、中年期に入り、「離婚」によって新たな役割や人生を選び直そうとしたとき、まさに危機を迎えたといえる。いいかえれば、中年期というライフサイクルの段階で、自らの「老い」を予測し、人生の限界に直面したとき、その現実を受け入れることができずに、「老い」に怯え、「ボケ恐怖」という症状を形成したと理解できるだろう。

①入院治療とその後の経過

臥褥期　臥褥前半は、やらなくてはいけないことから解放された分、安心感を覚え、今まで支えてくれた家族や友人のことを思い、涙したという。後半は、室外の患者の明るい声を聞き、自分もそうなりたいと期待をふくらませるとともに、起床後の不安も体験した。臥褥三日目頃、忘れてしまってはいけないと日記を書いているところを、看護師に見つかるといったエピソードがあった。

軽作業期　同じ日に起床する患者がいるので心強いと述べ、軽作業の木彫りも「はじめは頭がガンガン痛かったが、下字を書いて彫ることに集中しているうちに頭痛も和らぎ、初めて『やった』という気分になれた」と日記に記している。

作業期　当番の見習いが始まると、内容をなかなか覚えられないためメモを取るなど工夫しながら、必死に作業に取り組む姿勢が認められた。起床当初は、作業するのがおっくうな気持ちもあったが、しだいに「逃げずに前向きにやろうと思っている。入院前の状態を考えると、かなりの変化だと思う」と多少意欲を見せ始めていた。

しかし、重労働が多いことからだんだん体力的なきつさを感じると同時に、初めてのミーティングで司会を務めたりリーダー的な役割をすることが重なり、うまくやれるだろうかという不安から、やや抑うつ的となった。客観的に見れば、Kさんなりに役割をこなしていたにもかかわらず、自己評価は低く、達成感よりも疲労感のほうが強く自覚されていたのである。それに加え、重労働による腰痛も出てきたが、周囲への後ろめたさから休養がとれず、どうしても手加減ができないといった状態が続いた。

そこで治療者は、できる作業とできない作業を区別し、できないことはミーティングでみんなにはっきり言うことによって、「休むこと」を保証した。さらに、Kさんの行動の肯定的側面を評価し、できるところから行動していくよう促した。

その後も、ことあるごとに役割を担うことへの不安を訴えたが、不安なままに手をつけることで何とかやり遂げる経験を繰り返していった。しかし、行動の広がりとは裏腹に、Kさんは周囲に馴染めないことや孤立感を訴え、体験が自己評価に結びつかず葛藤的になる状態が続いた。実際、年齢差から話題が合わないこともあるが、みんなの輪の中に入れないことに悩み、他の患者と自分を比較しては劣等感を抱き、抑うつ的になった。

そこで治療者は、「抑うつ気分に抗わず、嫌々でもとりあえず手をつけること。他の人との比較ではなく、その日の状態に合わせて行動できればよしとする。『そこそこ』を目標とすること」と、行動に向かう姿勢を支えていった。また、対人関係の問題については棚上げにし、気をつかうべきところとつかわなくてもいいところを分けていくよう指示した。行事の一つである七夕会では、飾り付けを担当して一生懸命取り組み、それなりの満足感を得ることができた。その後の外泊でも、おっくうながらなんとか一人で家事をやりこなし、「家族のために、できる範囲で早く主婦業をやりたい」という気持ちが強まった。そこでKさんの病状について理解を得るため、二、三回夫との面談を行った後、入院約四ヶ月で退院となった。

退院後　退院後は、家事を一通りこなし、習い事（お茶と絵画）も始めた。しかし料理や近所づきあいへの苦手意識は相変わらず強く、完全にそつなくやろうとするものの、うまく対応できない自分に対する葛藤が続いた。

治療者は、「過去の反省や未来への不安にとらわれて、『現在』を見失いがち」とKさんのパターンを指摘し、「あれもこれもではなく、一日一つを心掛ける。近所づきあいもまずは必要最小限で十分」と伝え、彼女の行動を評価し、保証することに努めた。退院五ヶ月後、おっくうに思いながらも習いごとは継続していたが、夫と子どもの輪の中に入れないことを不満に思い、家族（とくに夫）の前で素直になれないと語る。さらに、以前は優しかった息子が夫以上に自分の病状を理解せず、「甘えている」と叱りつけるため、息子の期待に応えられない情けなさからますます抑うつ感が強まるといった悪循環が認められた。

「自分なりにできたところは褒めるようにしている」と頭では理解しながらも、活動的だった過去の自分や高い要求を諦められず、現実との間で揺れ動く状態が続いた。この時期の治療者は、「『こうあるべき』と規則を作りがち。『〜してみたい』と自然に感じたことから動いてみること」と伝え、結論を急がず、今の生活を淡々と続けてみるよう勧めた。また、家族に対しては、自分の希望や不満など、感じたことをありのまま伝えてみるよう提案した。その結果、夫も少しずつKさんに思いやりと理解を示すようになり、Kさん自身、夫の性格に受け入れ難い部分を感じつつも、夫の変化は認めている様子が窺われた。

この頃になると開き直りの姿勢も見られ始め、「駄目になったときは駄目になったときと考えて外に出るようにしている。習い事も、朝はおっくうな気持ちもあるが、それなりに上達して張り合いも出てきた」と述べている。そんな折りに、患者は体調を崩し一週間ほど寝込んだが、逆にそのことがきっかけとなって、「こんなものでもいいのかな」と実感したという。退院後一八ヶ月、「いつか小さな個展でも開けるよう自分なりにやってみたい。そのために毎日スケッチを始めたが、続けていれば、たとえかなわなくても得るものがあると思う」と嬉しそうに夢を語り、自ら「外来通院の卒業」を申し出て、治療終結となった。

②Kさんの病理とその介入

Kさんの抑うつ症状には、ライフサイクル上の課題と性格病理が密接に関係していて、その根底には「かくあるべし」という規範的で高い要求水準と、「限界」への受け入れ難さがうかがわれた。そこで治療では、「かくあるべし」の修正と、「ありのままの自分」の受容が目標となる。では、こうした観点からKさんの治療経過を振り返ってみよう。

まず、臥褥期と軽作業期は、入院によって日常生活のさまざまな役割から解放された安心感もあって、抑うつ症状は一時的に軽減した。しかし、作業期に入るとその完全欲の強さから、しだいに役割を担うことへの不安が強まった。この時期、治療者は主にKさんの行動レベルに焦点を合わせて介入した。まず第一に、Kさんの状態に応じて行動を制限し、負荷を軽減しようと、その枠組みを他の患者に公にした。第二に、Kさんに対しては失敗を恐れず、できるところから手をつけていくよう勧めた。こうした介入によって、不安なままに行動に踏み込む姿勢が促されるといえる。

その後、患者の行動はしだいに広がりを見せてきたものの、他の患者の評価や拒絶に敏感で、周囲に受け入れられていないという不安や孤独感から、体験が自己評価に結びつかない状態が続いた。とくに、若い女性患者の輪の中に入れない自分に悩み、自分が理想とするような積極的で周囲からも慕われている患者と自分を比較しては、ふがいなさを感じることが多かった。これは彼女の「老いていく自分」への抵抗と、「頼りにされない自分」への挫折感の現れと理解される。また、低い自己評価の背景には、他人の長所は過大に評価するものの、自分のできたことは過小評価し、逆に自分の失敗を過大に評価するといったマイナス思考が見て取れた。

Kさんの不安は身体の疲労感、そして抑うつ感として自覚されていたが、その評価の基準はすべて「他者」に置かれているために、症状の強弱は他者との関わりに呼応するものであった。このように、作業期後半の過程ではマイナス思考や、全か無かの極端な思考が浮き彫りになるとともに、現実の自己を認めることへの抵抗が認められた。また、高い要求水準ゆえに失敗を恐れ、行動面で消極的になる自分にますます不全感が強まる傾向も明らかになった。

そこでこの時期、治療者は先に述べた彼女のあり方を体験と突き合わせながら言語化し、行動を通してその修正を図った。具体的な介入として、まず第一に気分は気分として、重い気分なりに動くこと。そこでできたことに目を向けていくこと。第二に、『そこそこ』を目標とし、自分が何を体験するか待ってみること。第三に、作業や対人関係で、「今、何が必要なのか」「何を保留にして、何を第一にするべきなのか」問題を分けて考えるように伝えた。ここでの介入は、まず感情や現実事象に対する「かくあるべし」のとらえ方を本人自らが体験を通して理解すること、さらに感情や気分をそのまま受け入れ行動することを通して、「かくあるべし」の修正を図るものである。すなわち、患者が行動を通して自己を客観化し、さらに自己受容へと向かわせるための働きかけといえる。

退院後も、基本的にはこの働きかけを繰り返し、Kさん自身が行動を通して体験する感情や欲求を深化するよう努めた。その結果、理想と現実との狭間をしばらく揺れ動いた後、万能的で非現実的な理想を少しずつ諦め、「情けない自分」を認めることができるようになっていった。とくに体調を崩して寝込んだことは、彼女の自己受容をさらに促す転機になったと考えられる。すなわちKさんは、「思うようにならない自分（または身体）」に直面し、「老いていく自分」を実感することによって、ようやく現実の自分と折り合うことが可能になったと理解される。夫に対しても、過度な要求とその反動とも思われる不満との間で葛藤的になっていたが、多少なりとも夫の態度に変化が見られるとともに、彼女のかたくなな態度も軟化していった。退院後一八ヶ月経ち、自分自身や、夫への過度な要求や期待を諦め、現実の自分をありのまま受け入れることができるようになったとき、Kさんははじめて自らの欲求を実感し、新たな自己実現の道を見いだしたといえよう。

うつ状態が遷延化したHさん

Hさんは初診時四十二歳の女性で、抑うつ感、気力が出ないことを主訴に来院した内因性うつ病の患者である。元来几帳面、完全主義であり、同時に協調的でものごとに熱中しやすい傾向があった。結婚六年目、二十九歳のときに夫が突然死を遂げ、その後は夫の実家の養女となって三人の子どもを育ててきたが、末子が小学校に入学をした頃、家業の人間関係に悩み、うつ状態に陥った。その後も、家業と家事との板挟み状況から、短期間のうつ状態を数回繰り返した。

数年前に家業からいっさい手を引き、家事に専念するようになってからは比較的安定していたが、趣味に手を広げすぎ、しかも家事とそれらの習い事を完璧に両立させようとしたために、再び板挟み状況となり、うつ状態に陥った。それとともに、活動的に家を切り盛りしていた義母との間で、家庭における自己の役割をめぐる葛藤も表面化し、うつ状態は遷延化した。

Hさんは、几帳面さ、秩序性、対他配慮性に加え、熱中性や内的葛藤があることから、執着性格で強迫性が目立つタイプといえる。そうした意味では、森田神経質に類似の性格傾向ということもできるだろう。

こうした律儀な性格と、三人の子どもを抱えている現実もあって、Hさんは夫の死後も養女として嫁ぎ先に残り、家業と家事を完全にこなそうとした結果、数回のうつ状態に陥った。これは、嫁として周囲の期待に添おうとがんばったものの、その完全主義的な姿勢から自分を追いつめた結果と思われる。その後、子育てが一段落した頃に自分の生き甲斐を求めて習い事に熱中したものの、やはりすべてを万全にこなそうとして、再び家事との板挟み状況に陥りうつ状態となった。

こうして見ると、Hさんのうつ状態の背後には、「やるからにはすべて完璧にこなさなければならない」といった「かくあるべし」の構えがうかがわれ、自分に過度の要求を強いた結果、疲弊したと理解できる。また、義母との張り合いや家庭内での役割をめぐる葛藤が表面化し、そのことが遷延化に結びついたことを考えると、負けず嫌いで弱みを見せられない性格傾向が、よりいっそう一〇〇％の自分へのこだわりを強めたものと思われる。

先にあげたKさんは、中年期という人生の節目を迎え、自らの存在を生かす術を模索しようとした際に危機（抑うつ状態）に陥った。Hさんの場合も、過去にうつ状態の既往があるとはいえ、中年期にさしかかり新たな生き甲斐を模索し始めたとき、家庭内の役割をめぐる葛藤が再浮上し、うつ状態を引き起こしたと同時に遷延化の要因になっていった。こうして見ると、Hさんのうつ状態の背後にも、中年女性のライフサイクルの問題が垣間見られるのである。

①入院治療

臥褥中は過去の自分を振り返り、家業から手を引いて負担も少なくなったぶん、習い事をするからには家事をきちんとしなければならないといった気負いがあった、と語った。また、自分の思いどおりにいかないと不満を抱き、ペースがつかめなくなる傾向なども振り返った。起床後には、抑うつ感も急速に改善し、作業や当番の仕事に進んで取り組む姿勢が見られた。しかし、作業内容がふえるにつれ、しだいに「作業をきちんと覚えられない、集団に馴染めない」といった不安が強まった。

治療者は、「失敗してもいい」と保証するとともに、「あせらず不安なままに行動していくこと」を促したが、作業をこなせない不安から逃避的となり、「子どものことが心配、ここで新しい仕事を覚えるよりも、自宅で子どもの世話や家事をしたい」と訴えたため、入院一ヶ月で外来森田療法に切り替えた。退院が決まってからは、前向きに作業に取り組む様子が見られた。退院前には、家族の受容を高めるために義母との面談も設定した。

②退院後

退院したHさんは、最低限の家事はこなしていたものの、活動的な義母と自分を比較しては、義母の助けを借りなければならない自分をふがいないとし、葛藤的になる面が認められた。また、義母に手を出されるのを嫌って完璧に行動しようとしたり、義母の言動を被害的に解釈し、直接確認するといった義母との張り合いが顕著になった。

そこで治療者は、Hさんのきちんとした自分でいたいという欲求は認めつつも、一〇〇%完壁にしようと身構える結果、よりいっそう余裕がなくなっている事実（悪循環）を明確にし、「そこそこ」を目標とするように伝えていった。また、義母との関係については、おそらく結婚当初から「いい嫁」でいようとがんばってきたのだろうと共感的に関わると同時に、活動的な義母は何でもできる越えられない存在として映っていたのではないか、と彼女の葛藤を自然なものとして理解した。そして、Hさんの居場所を作ることは、義母との勝ち負けではなく、Hさんなりの役割をこなすことなのではないかと問いかけていった。

こうした治療者の言葉にHさんは涙を流し、「何でもこなす義母は自分にとって羨ましい存在であるが、競い合う相手のようでもあった」と語った。そして、そうした義母に頼りつつも圧迫感を抱いていたことや、自分を実の子どものように可愛がってくれる義父母の期待に添わなければいけないと感じていたことなどを吐露した。そこで治療者は、すべて自分でやろうとするのではなく、義母との役割分担を明確にし、「任せる」ことを課題として設定した。

そして、先にあげたKさんと同様、Hさんなりにできている行動を積極的に評価し、保証するとともに、「かくあるべし」と身構えて自分を追い詰めてしまう傾向をそのつど取り上げていった。すなわち、ゼロか一〇〇かの極端な評価になりがちな傾向や、批判や失敗を恐れて常に完璧であろうとがんばってしまう姿勢を体験と照らし合わせつつ伝えていったのである。

Hさんは、少しずつ義母の助けを借りながら自分なりにできることに手を出していったが、周囲から頼られ活動的に過ごす義母を見るにつけ、居場所のないあせりから再び無力感や抑うつ感に陥り、思うように動けない自分への苛立ちを義母にぶつけてしまうこともあった。そこで治療者は、結果を急いでしまうことがかえって自分を追い詰めている事実を明確にし、「急がば回れ」と休息の必要性を伝えつつ、Hさんなりのペース配分を探るよう促していった。また、義母に対する羨望や苛立ちはHさんの欲求の裏返しでもあると伝え、そうしたさまざまな感情とどのようにつきあい、どのように振舞っていくかを問いかけていった。その結果、少しずつ自分の欲求や行動のパターンを客観視するようになり、義母に対してもじょじょに距離をおいて関わることが可能になっていった。

③Hさんの病理とその介入

Hさんの場合も、先にあげたKさんと同様、「かくあるべし」の高い要求水準と、現実の自己への受け入れ難さが認められた。そして、その不全感を排除するために、万全な自分、完璧な自分であろうと身構え、また周囲の期待にも過度に応えようとする傾向が見られた。そこで、治療ではKさんの場合と同様、まず休息によって抑うつ気分の軽減や心的エネルギーの回復を図り、次いで「かくあるべし」の構えを修正し、ありのままの自分を受容できるよう援助していくことがポイントとなる。

具体的には、治療初期では患者の状態に応じた行動レベルを設定し、「休むこと」を保証する。これは「そのままでいいこと」を伝えるためのものであり、患者の安心感を高めることを意図する。とくにHさんのようにうつ症状を繰り返すケースの場合、休息を適宜取り入れながら心的エネルギーの回復を図ることが必要である。その上で「失敗してもよいこと」を保証し、できるところから行動していく姿勢を促していく。こうした介入によって患者は不安なまに行動に踏み出していくが、先にあげたKさん、そしてHさんもそうであったように、他者の評価に敏感で「頼りにされることを望み、頼ることをふがいなく思う」患者は、体験を自己評価に結びつけることが困難である。Hさんの場合も、義母に任せることへの抵抗が「ふがいない自分」に直結し、自責感を強めていた。そこで必要となるのが患者のあり方、具体的には「全か無か」「白か黒か」の極端な思考を患者の体験と付き合わせながら、その修正を図ることである。

こうした介入を根気強く続けることによって、患者は少しずつありのままの自分を受け入れることが可能になっていく。Hさんの場合も、義母との役割を分担したり行動目標を抑えることにより、かえって気分的に楽に行動できることを体験し、「任せること」「休むこと」への葛藤も軽減した。しかし「完全でありたい」という欲求は根強く、何かあるごとに自分の評価や失敗にこだわる面が認められた。

こうしたHさんの姿勢に象徴されるように、女性のうつ病患者のなかには自己の存在意義が見いだせないために、他者の評価に非常に過敏になったり、いかに必要とされているかに手応えを求めるケースが少なくない。もちろん、こうした傾向は女性特有のものではなく、男性のうつ病者にも見られるものである。しかし、男性が仕事という役割のなかに自らの存在意義や達成感を見いだしやすいのに対し、仕事をもたない女性の場合、夫や子どもなど家族から必要とされることで存在意義を保っていることが多いようである。そのため、それが何らかの形で揺らいだとき、自分自身のあり方を見失い、無力感や抑うつ感を抱きやすいと考えられる。

先に述べたように、今回呈示した二例は病態は異なるものの、ともに子育てが一段落し、自らの新たな生き方を模索し始めたときに行き詰まった。そして、こうした行き詰まりの背後にあったものは、長年抑え込まれていた家族内の葛藤であった。Kさんは夫への葛藤が、また、Hさんの場合は義母との葛藤が未解決なままにやり過ごされてきたのである。そして、まさに中年期に至って改めて自らの生き方を模索しようとしたとき、こうした葛藤が顕在化したといえるだろう。治療後期の課題である「ありのままの自分」を受け入れていくプロセスでは、こうした葛藤を取り上げつつ生き方の問題に触れていく必要が生じる。すなわち、家族のための自分でも、また期待される役割をこなす自分でもなく、自分自身の人生を過ごすために「どのように生きたいか」を問いかけることによって、彼女たちが自らの欲求に気づき、それを発揮できるよう援助するのである。さまざまな手探りを通して、彼女たちの視点が喪失ではなく何かを選び取ろうとするものに変化したとき、思うようにいかない自分を受け入れつつ現実の自己と折り合いをつけることが可能になるといえるだろう。

家族の問題と中年期女性のライフサイクル

すでに述べたように、ここに示した二人の発症の背景には、中年期女性のライフサイクルの課題が密接に関係している。中年期とはそもそも「身がかたまる時期」であり、青年期以来の自分を肯定視できるならば、その営みの蓄積によってそれなりの安定と自己価値の確立がなされる時期である。こうした自己価値の確立が不十分な場合、もはや自分の人生が下降線をたどり始めると意識したとき、中年期における対象喪失や上昇停止体験は深刻な心的外傷体験として体験される。そしてこれは、それまでの夫婦、家庭のあり方にも大きく左右されるという。湯沢千尋は中年危機的心性を伴ううつ病に関する研究で、対象とする五症例すべてに「結婚に対する後悔、今までの生き方に対する後悔」が認められたと報告している。中年期の症例では、このような家族のあり方やそこでの役割の葛藤が問題を長期化させる要因になっていることが多い。こうした悪循環を打破するためには、より積極的な家族への介入と、双方の伝達能力、そして共感能力を高めるような働きかけが必要となる。

KさんとHさん二人の例も、中年期の課題を達成できずに挫折したが、その要因の一つに家族間の問題があった。Kさんの場合、強迫的で共感能力に乏しい夫との関係に加え、患者自身の伝達能力の乏しさが課題であった。こうした問題が夫婦間のコミュニケーションを阻害しており、患者の葛藤の源泉でもあった。そこで夫との数回の面談を設定し、病状の理解を求めるとともに、家族の共感能力を高めるよう働きかけた。さらに患者に対しては、自分の状態や要求などをなるべく具体的に言葉にして伝えるよう指示した。

また、Hさんの場合は、活動的な義母に対する葛藤を抑え込むために、過剰に相手の期待に添おうとしたり、弱みを見せまいと常に完璧な自分であろうとしたものの、家族内での自分の居場所を実感できず、結局自分を追い込む形になっていた。そのため義母も含めた面談を設定し、現実的な役割の分担を促し、Hさんなりの居場所を探れるよう援助した。こうした試みは家族間のコミュニケーションの回復につながると同時に、患者が家族内での新たな役割を獲得するうえでも有効と考えられる。このように、中年期女性の森田療法では、入院治療による行動の立て直しだけでなく、より積極的な家族への働きかけや、世代に応じたライフサイクルの問題を取り扱っていくことが肝要であろう。

うつ病に対する森田療法的アプローチの効用はこれまでにも報告されているが、ここに呈示したような中高年の女性例にも十分意味をもち得るだろう。治療のポイントとしては、第一に、具体的行動レベルの設定と治療の場の受容的側面の強化を図り、行動していく姿勢を評価していく。第二に、体験と付き合わせながら患者のあり方を指摘し、感情の受容と実践的行動を通してその修正を図ること、にまとめられる。治療者の介入や治療の場の働きは、行動や患者のあり方の変容を促し、自己の客観化から自己受容へと向かわせるものと考える。ただし中年期女性例の場合、発症の背景にライフサイクル上の課題を抱えているものも少なくなく、それらと性格要因が密接に絡み合って症状を形成していると考えられる。中年期女性の森田療法では、家族への介入や世代に応じたライフサイクルの問題も扱っていくことが必要であろう。

［久保田幹子］

6　外来森田療法とうつ病

症例3　初老期うつとのつきあい方に悩んだSさん

うつ病は、精神科クリニックを訪れる患者の代表的な問題の一つである。私のクリニックでは、全体の三〇%を占めている。そのなかでも多いのが、五十代から六十代の初老期のうつ病で、その大半が女性である。この人たちのそれまでの生き方には、いくつかの典型的なスタイルがある。

ひとつには、妻、母、嫁などの家庭内の役割を人一倍立派にこなしてきた人たちである。その役割を果たす努力のなかに、人生の充実や幸福、さらには自分自身の存在価値を感じてきた人たちである。子どもの自立、夫の定年退職などを契機に、がんばるべき対象を失ってうつ病を生じる。いわゆる「空の巣症候群」に近い意味合いをもつ人たちである。

もう一つは、家族をよりどころとする点では共通するものの、それに支えられて安定を得てきたような印象を受ける人たちである。自分自身の意見をあまりもたず、より受け身な生き方をしてきた人たちである。子どもの自立、実の両親の死去、夫の早世などを機に、心の支えを失う形でうつ病が生じてくる。

三番目は、苦労の連続といえるような波風の激しい人生を送ってきた人たちである。境遇がそうさせた面とともに、責任感の強さ、世話好きなどの性格が、苦労を次々と引き受ける生き方を形づくってきた面がある。そうした苦労の連続も一段落した頃に、半生の疲れが出たかのようにうつ病が生じてくるタイプである。

ここでは、一番目のタイプに属する五十八歳の女性、Sさんの治療経過を紹介していくことにしよう。私は本人に対して、ことさらに森田療法をしましょうとは言わない場合が多い。しかし森田療法的なアプローチでは、その人の自覚症状や葛藤に対する態度に焦点を合わせて進める点で、神経症に対する場合と変わりはない。そのことがいずれ、前述したようなその人の生き方の問題を問うことへと進んでいく結果となる点も同様である。

受診に至るまで——Sさんは主婦の鑑だった

Sさんは五十八歳の主婦である。この二年で二人の娘が立てつづけに嫁いだため、夫との二人暮らしになった。夫は前年に会社を定年退職し、悠々自適の日々を過ごしているという。

Sさんは、みんなから「立派な奥さん」と評価されている。愛想がよく、親切で、面倒なことも嫌な顔をせずに引き受ける人だからである。几帳面で、家の中はいつもきちんと片づいている。責任感が強く、他人に迷惑をかけることを嫌う。したがって、用事は早めに済ませてしまわないと気が休まらない。夫が毎日家にいるようになってからも、三食を用意し、主婦としての務めをきちんと果たしていたという。

しかし、初期の子宮癌が見つかって手術を受けてからは、体調のすぐれない日が多くなった。食欲がなくなり、無理に食べようとすると気持ち悪くなる。炊事もつらくなり、しだいに食事のことを考えるのが恐怖になってきた。

「このまま食べられない状態が続いたら、自分はどうなってしまうのだろう。寝込むことになったら、夫にも申し訳ない」

などと考えると、不安でたまらなくなり、動悸も止まらなくなる。胃や心臓が悪いのではないかと、何度も検査を受けたが、異常所見はなかった。「神経性ではないか」と紹介されて、夫とともに来院したのである。

神経症的状態からうつ状態へ

初診時のSさんの病像は神経症的だった。身体症状へのこだわりと恐怖が中心になっている。その背後に、初老期の心理的な危機があろうことも、容易にうかがえた。当初の治療は、このSさんの不安と葛藤を受け止めることを中心に進んだ。食べることをめぐる恐怖を具体的に尋ねていくと、Sさんの中に、さまざまな葛藤が高まっていることが確かめられた。子宮癌をきっかけに健康に自信がなくなったこと、寝込むことになって夫に迷惑をかけるのではないかと不安なこと、自分がしっかりしていなければという思いが強いこと、はっきりしない経過がいっそう不安にさせていること、せっかちで白黒を付けてしまわないと落ち着かない性分が、あせりを強める悪循環的な状態を生んでいること、などである。

これらのことを理解し、また少量の抗不安薬を処方したことによって、初診時の激しい不安状態は急速に落ち着いていった。するとまもなく、

「おっくうで何をするのもしんどい。体がだるくて疲れやすい。すぐ横になりたくなって、一日中ゴロゴロしてしまう」

といううつ状態が出現してきたのである。

神経症的状態からうつ状態へと移行するこうしたパターンは、初老期にしばしば見られる現象である。

初老期うつ病と休息モデルの限界

一般的には、うつ状態は精神的エネルギーの消耗、低下によるものと考えられている。したがって治療のポイントは、低下したエネルギーの回復を休息と抗うつ剤により促進することにあるといわれる。

しかし初老期うつ病では、そのような治療モデルではよくならない場合も多い。気力の低下が、精神的な疲労による以上に、気力のよりどころとなっていたものの喪失や、気力を支えにした生き方が保てなくなったことなどによると思われる場合が多いからである。

また、休息を勧められてもそれができない人も多い。がんばらないと、気力、体力、思考力が回復不能な低下を招くのではないかという恐れも、一つの原因になる。その結果、自分がただ迷惑をかけるだけの存在になってしまうのではないかと恐れる。

「うつ状態が続いたら、ぼけるのではないですか？」

「寝たきりになるのではないですか？」

などという訴えが、初老期うつ病では頻繁に出てくる。

同じ理由で、抗うつ剤が効かない人も多い。

うつとつきあう

初老期うつ病の治療では、人生の曲がり角としてのこの時期をいかに生きるか、そのなかで自分の生き方を見直していくという課題を避けて通れないことが多い。その糸口となるのが、症状に伴うさまざまな葛藤とどうつきあうかという点である。そのむずかしさについて相談していくことが、初期の治療の中心となる。

うつ状態に移行した後のSさんの治療も、治療者や夫と、うつの症状とつきあうことのむずかしさを話し合うことから出発した。

Sさんの訴えは次のようなものであった。これまでできていたことが、おっくうでできない。家の中が片づかない。散らかっているのを見て、自分を責め、やらなくてはと思う。しかし手を着けられない。炊事だけはしているが、献立を考えられない。おかずの種類が少なくて、夫に申し訳ない。無理して動くと、すぐに疲れてしまう。体がだるくて、横になっていることが多い。こんな生活を続けていたら足腰が弱るのではないかと心配でたまらない、などである。

治療者からは次のように説明した。Sさんはこれまで、人並み以上に気力でがんばってきたのではないか。今までならば、「わたしがやらなくては！」という気持ちさえあればできたことも、意志の力だけではできなくなるのがうつ状態である。回復にはしばらく時間がかかるものであり、あせらないで、気長に構えることがもっとも大切である。体の衰えは心配無用で、必ず元通りに回復する。だから、何もしないでゴロゴロしていても構わない。多少は動いたほうが気分的に楽ならば、疲れない程度に動いてもよい。どうするのがSさんにとって過ごしやすいか、相談しながらうつとつきあっていきましょう、と。

Sさんは治療者の説明を大筋で受け入れて、少し安心したという。同席した夫は、妻の性格もよくわかっているだけに、治療者の説明に大きくうなずき、全面的に協力すると言ってくれた。

薬物療法の位置づけ

初老期うつ病でも、抗うつ剤の効果が現れやすい場合は、それが一定の安心感を与えてくれる。しかし、心のよりどころの喪失などが問題となっている患者では、抗うつ剤の効果は限られてくる。そのようなときには、薬物療法を万能と考える治療では、深い絶望感やあせりをもたらすことになる。

森田療法でも、一般的には抗うつ剤を併用する。薬物療法に多くを期待できない患者であっても、補助的な意味合いで服用してもらうことが多い。

Sさんの治療でも、何種類かの抗うつ剤が試された。ところが、効果よりも副作用のほうが優勢であった。このようなとき、副作用に配慮しながら、少量の抗うつ剤を使用する形をとることも多い。しかし、Sさんは治療者と話し合ったうえで、抗不安薬だけを服用しながら、うつとつきあう道を選んだ。

きちんとできない自分とつきあう

Sさんの治療はほぼ毎回、夫も同席して行われた。Sさんは、さまざまな生活場面での症状や苦痛を訴える。治療者は、それがどういうときに、どう苦痛なのかを確かめながら聴くように努める。さらに夫の意見も確かめてみると、Sさんが極端な受け止め方をしていると感じられることもしばしば生じる。そのようなときには、三人で話し合うことが理解を深めるために重要であった。

Sさんがしきりに苦にしたのは、気力の低下によって炊事、掃除などの家事がきちんとできないことであった。Sさんにとっての炊事とは、食卓に毎日違うおかずがいくつも並ぶようなものでなくてはならない、という。結婚以来、そうすることが主婦の務めと思ってきた。忙しいときや疲れているときでも、家族がいるときには必ずそうしてきたという。

しかし今は、買い物に出かけても献立が思い浮かばず、何を買ったらよいかわからないと苦しむ。夫が、

「今は具合が悪いのだから、同じ献立や出来合いのものでもいいじゃないか」と言ってくれても、受け入れることができない。「夫に申し訳ない」とこだわるときのSさんは、頑固そのものだった。

「そういう点では、以前からまじめを通り越して強情なところがあった」と、夫も言う。

Sさんの苦しみの中心は、責任を果たせない自分を自分で許せない点にあることが、しだいに明らかになってきた。ほんの少し周囲の力を借りることさえ、大変な迷惑をかけるように感じてしまう。口には出さなくても、非常に不快に感じたに違いないという、強い思い込みがある。同時に、自分でやらないと気がすまないという面も強い。やるべきことを済ましてしまわないと、心が落ち着かないのだという。

「きちんとできなくても仕方がない、できる範囲でやっていけばいいのだと考えられれば、少しずつ気も楽になっていけるのでしょうけどね」

と言うと、Sさんもそういう課題を頭では理解する。しかしついつい、あれもこれもきちんとしなければと考えてしまい、それだけで苦しくなってしまうようなことが繰り返された。

夫に頼るのも悪くない

三ヶ月ほど経って、活動的でこそないが、少し落ち着いて過ごせるようになってきた。これには二つのきっかけがあった。

ひとつは、炊事を夫と共有するようになったことである。うつの強い日には夫に任せたり、また、気が向くと二人で作ることもあった。夫に申し訳ないという罪悪感や、自分でしないと気がすまないという心理は根強い。しかし、これまで台所に立つことのなかった夫が、意外に炊事を楽しんでいる様子に救われる面があった。

もうひとつのきっかけが、日課として、夫と二人で散歩するようになったことである。外出がおっくうなSさんであったが、距離や時間にこだわらずに、あくまで「ささやかな気晴らし」として続ける形をとった。

面接での話題も、これらに対するSさんの態度や感じ方が中心になった。夫は、妻に頼られることをむしろ喜んでいるにもかかわらず、Sさんが自分自身を責めがちであることを笑いながらこぼす。Sさんも夫に対する不満を含めて、ときには涙を交《まじ》え、これまで以上に正直に話すことが多くなっていった。面接の雰囲気も、笑いの多い、なごやかなものであった。

Sさんはこうしたことを通じて、きちんとできない自分を許すことや、任せるということの意味を多少とも実感できるようになったらしい。治療者は、気力のないままに過ごせるようになったのが前進であることを繰り返し確認し、保証した。

初老期を生きる——昔の自分を諦めて

六ヶ月ほど経って、少しずつ動けるようになると、再び気分の波が大きい経過となった。友人からの電話に出られるようになり、そのときは夫が「もう治ったのか」と思うほど、元気な声で長話をする。けれども、終わると別人のようにふさぎ込んでしまう。誘われても、出かけていくことができない。娘たちがくるというので、夫の制止も聞かずがんばって準備し、帰った後は落ち込んでしまう。Sさんはそのたびに、「ますます悪くなっていると思う」「このまま治らないのではないでしょうか」「この先、いいことはないんじゃないかと思う」などと、思いつめがちになる。

こうしたエピソードを通じて、Sさんの以前からのあり方を反映した、さまざまな葛藤が改めて確認されていった。ずいぶんズボラになったつもりでも、他人の目を意識するといい加減にはできなくなってしまうこと、元気な友人たちについていけない自分を恐れていること、弱みを見せるのが苦手なこと、本当の自分を理解してもらえずに淋しい思いをするのを恐れていることなどがわかった。

また、Sさんの「ますます悪くなっていくのではないか、治らないのではないか」という不安の背後には、今の自分を以前の自分と比較して考え、以前の自分に戻りたいと願い、それができないことにあせりと絶望を感じる心理があることが確かめられた。「以前ならこうできたのに」「前はこんなことはなかった」という訴えが繰り返された。

治療者は、その気持ちは今の年齢では誰しも感じる思いに通じていること、人一倍きちんとできていた分だけ、その落差が大きいことを示唆した。昔の自分と比べるのではなく、現在の気力に応じた生活態度を身につけていくことが課題であることを認識させた。

九ヶ月目頃からは、「仕方がないですよね」と言いながら、無理せずに活動する生活ぶりがじょじょに定着してきた。「こんなに夫に依存したのは初めてです」と述べ、助けを借りながら家事をこなす。「欲ばらずに、うんと楽な日程で行けばいい」との治療者のアドバイスに沿って、温泉旅行にも出かけた。抗不安薬の服用もしだいに不規則になり、通院間隔も開いていった。

その後は、大きな問題を抱えたときに軽いうつ状態に陥ることがあったが、短期間での立ち直りが可能になった。

Sさんの治療では、夫の果たした役割が非常に大きかったと感じる。これまで述べてきたように、森田療法では、生活のなかでうつの症状とどのようにつきあっていくのかという点を治療者とともに具体的に検討し、それを糸口として、その人の生き方やあり方の問題にも迫っていく方法を採る。

定年退職後で、妻と共有する時間が多かった夫は、妻のうつの症状に対する態度と生活全般に対する態度に一貫するものをつぶさに観察し、理解しやすい立場にあった。その意味で、Sさんと治療者の面接室での森田療法プロセスを豊かなものにしてくれる存在であった。

それと同時に、Sさんが実生活のなかでうつ状態に伴う葛藤を受け入れるプロセスを支える存在としても、重要な役割を果たしたと思う。家庭内での役割をきちんと果たすことを心のよりどころとする傾向の強かったSさんが、少しずつそれを諦め、ほどよく他の人に頼り、任せるあり方を獲得していくことができたのは、夫に対する安定度の高い依存によるところが大きかったと思われる。

［立松一徳］

症例4　心療内科を訪れた六十七歳の主婦Nさん

心療内科は元来、心身症の患者の診断や治療にあたる診療科である。心身症とは、高血圧症や気管支喘息などの身体疾患のうち、心理社会的因子がその発症や経過に係わる病態をいう。これは疾患名ではなく、あくまで身体疾患で見られるひとつの病態である。しかし、近年では、身体症状を伴うような精神疾患の患者も受診することが多く、そのような疾患の代表であるうつ病の診療に当たることも多い。そして、森田療法はうつ病患者の治療経過を見ながら適応している。

心療内科で診るうつ病患者の特徴

うつ病は、精神症状に身体症状が伴う疾患である。精神症状としては、

① 抑うつ気分や集中力の低下
② 興味や喜びの消失
③ 無価値感や自責感

などが見られるが、身体症状としては、肩こり、倦怠感、不眠、めまい、動悸、食欲不振、胃もたれなど、主として自律神経系の症状を中心としたものが見られる。

うつ病には、軽症から重症までいろいろな度合いがある。軽症なものほど身体症状の訴えが強く、重症なものほど逆に精神症状が目立つ。そして、心療内科で見られるうつ病は、身体症状の訴えを主訴とした軽症うつ病が多い。

そのような患者にはうつ病という認識が少なく、すでに「自律神経失調症」というような診断名をつけられて受診することもある。心療内科では、そのような患者の診察をするさいに、

精神症状の存在を注意深くとらえ、そしてうつ病と診断するのである。

ここで、そのような患者の症例を紹介しよう。

四十八歳の女性、主婦で、主訴はめまいだった。

その年の五月、外出中に雲の上を歩いているような感じがしたが、喫茶店で休んでいるうちに治った。ところが、その後もしばしば同じ症状が現れるため、耳鼻科や脳外科で受診したが、異常なしと言われた。症状自体はひどいものではないが、「わずらわしい」と思いながら毎日を過ごしていたものの、症状が続くため内科から「自律神経失調症」ではないか、と心療内科を紹介されて受診したのである。

診察室で、患者の生活背景、精神症状の存在に注意を向けて聴いたところ、「姑の介護が大変で、春頃から急にボケがひどくなり、振り回されています」

「この状態が続くと思うと、憂うつになったりイライラしたりすることが多くなりました」

「以前は絵手紙を楽しんでいましたが、今は描く気も起きません」「夜中に目が覚めるため、よく眠った感じがありません、また、食欲もしだいに落ちてきました」

というような話が続いた。

このように、めまいという身体症状の他にも、抑うつ気分、焦燥感、興味や楽しみの消失といった精神症状が存在することから、「うつ病」と診断したのである。

この症例で、もしも身体症状だけをとらえて「自律神経失調症」と診断した場合、その性格に神経質素質の特徴があれば、めまいという症状に対するとらわれから、森田療法の適応を考えるかもしれない。その場合には、身体症状は不問にして、もっぱら患者の生活状況に焦点を合わせ、あるがままの生活態度を身につける方向へと治療は進む。

しかし、うつ病の場合、身体症状は検査で異常が見つからなくても、うつ病の部分症状であることには変わりはない。したがって、実際にはうつ病の治療を行わなければ治らない性質のものである。

ここで注意しなければいけないのは、一見森田療法の適応になるような、症状に対するこだわりをもった患者である。そのような患者に対しては、精神症状の有無にも注意を払いながら問診を進め、うつ病かどうかの診断をつけて治療方針を立てる必要がある。

心療内科で診るうつ病患者の症例

Nさんは六十七歳の女性、主婦で、一人でいるときに動悸や息苦しさを感じるという。五十五歳のときに胆石の手術をしている。家族歴については、特記すべきことはなかった。

以前から、近所の医師により高血圧症の治療を受けていた。その年の十月、自宅に一人でいるときに、急に動悸と息苦しさを感じて横になった。しばらくすると長男が帰宅したが、症状が治まらないため、救急車で病院へ行った。内科で診察を受けたところ、血圧は正常、また心電図や胸部X線検査でも異常は見られなかった。念のため入院したが、翌日には症状も落ち着いたので退院した。

その後は、再び近所の医院に通っていたが、外出したときにも動悸や息苦しさを感じるため、日中は自宅で横になっていることが多くなった。そのうちに、何をするのもおっくうになり、食欲低下や不眠が見られるようになった。主治医は、身体的にはとくに問題がないので、十一月になって心療内科を紹介したのである。

Nさんの夫は一〇年前に肺がんで死亡している。発症したときは、三十歳の一人息子、その妻二十六歳との三人暮らしで、息子夫婦は共働きであった。

Nさんはもともと健康に対して神経質なところがあり、テレビで健康にいいといわれると、すぐに飛びつく傾向があった。また、以前から、琴、習字、墨絵の稽古を続けており、毎週のようにそのどれかに出かけていた。そのような趣味に対する姿勢にも、几帳面で完全主義的な、神経質素質の傾向が見られた。そして、なかでもとくに墨絵が好きだったが、先生が高齢になったために教室を閉じたやさき、症状が現れたのである。

診察室で治療者に自分のことを説明していても、いかにもおっくうで元気がないように見えた。患者から語られることは、症状やそれが治らないという不安だけでなく、生き甲斐にしていた墨絵が続けられなくなることによる落胆もあり、抑うつ気分、気力の低下、さまざまな身体症状の存在からうつ病と診断した。そして、一般心理療法によってそのような気持ちを受けとめ、うつ病に対する治療を始めることにした。

うつ病に対する治療として、次のように行った。

①本人に病気の正しい理解を促す説明

次のようなことを本人に伝えて、病気の性質を理解してもらう。

a「うつ病は治る病気です」

b「治るまでに一進一退します」

c「自分でがんばって治そうとしてはいけません」

d「医者まかせ、時間まかせ、成り行きまかせにすることで、少しずつ治っていきます」

e「病気のときは元気なときのような判断ができないので、物事に対する重大な決断はしないでください」

②一般心理療法

患者の話を聴きながらその気持を受容し、批判せずに支持し、このまま治療を続けることにより治ることを保証する。

③薬物療法

症状に応じて次の薬物を組み合わせて使用する。

a　抗うつ薬

b　抗不安薬

c　睡眠導入薬

④十分な休養をとれる療養環境かどうかの検討

うつ病治療の基本は「十分で確実な休養」をとらせることにある。

一見、問題なく休めるような自宅での療養であっても、ふだんの生活環境が本人にとって十分な休養がとれるものになっているかどうかを検討する。そして、休養がとれないような場合には、たとえ軽症のうつ病でも入院治療を考えることがある

⑤家族に対する「適切な対応法」の指導

次のようなことを家族に伝えて、うつ病患者に対する対応法を理解してもらう。

ａ「本人のペースで治るので、それを見守るつもりでいてください」

ｂ「ぐうたらしていることが治療です、ぐうたらできるような環境づくりをしてください」

ｃ「甘えではありません、治す気がないのでもありません、そのように見えるのがこの病気の特徴です」

ｄ「励ましたり、無理に気晴らしに誘わないでください、本人に、周囲が心配しているのに申し訳ない、という気分にさせてしまうことがあります」

治療経過を、Ａさんの診察の場面で示そう。（　）内は治療者が伝えた内容である。

［十一月九日］　何となく昼間もだらだら過ごしている。こんなことをしていて治るのかなと思う。（今は、だらだらすることが必要、必ず治る。）

［十一月二十三日］　夜はよく眠れるようになった。食欲も出てきた。しかし一人でいると症状が起きるのではと不安になる。外出もおっくうでできない。（少しずつよくなっている。まだ、無理をして外出する必要はない。）

［十一月三十日］　気分はだいぶよくなってきたが、動悸や息苦しさなどの症状がいつ起きるのか、と不安でしょうがない。外出もできない。まだ横になるほうが気分的には楽だ。

患者の抑うつ気分、無気力感は改善傾向が見られたが、動機や息苦しさなどの身体症状に対する予期不安が見られ、そのせいでふだんの生活の拡がりがいまひとつ見られない状況であった。また、患者の性格素質には、さきほど述べたように神経質素質の傾向が見られ、そのために症状に対するとらわれがいっそう強くなっているものと判断された。そこで、この段階で初めて森田療法の適応を考え、症状のしくみを森田療法の立場で次のように説明した。

① 症状は身体的な異常のために起きているわけではない。

② 症状が起こることが不安で横になっていると、かえって症状のことばかりを心配する結果になり、症状に対する不安をいっそう強めてしまう。したがって、日中は不安と戦わないで、むしろ不安をもったままでよいから、以前の自分らしさを発揮することを考えてみよう。

③ 薬はしばらく服用していることが必要だが、薬で症状を抑えるというよりも、症状をもったままでも動けるようにという目的で飲んでいる、というように考える。

そして、さらに外来治療が進んでいった。

［十二月七日］ 久しぶりに自宅で墨絵を描いてみた。描いている最中に動悸がした。少し休

んでからまた描いた。今日は何かやった、という感じがした。（動悸があっても心配ない。思い切ってやってみたので満足が得られた。この調子で。）

［十二月二十一日］　墨絵の仲間に声をかけてみた。先生がいなくても集まることになった。とりあえず忘年会を開くことになり、自分が幹事をすることになった。最近は一人でいることができる。動悸がしても薬があるから大丈夫、と言い聞かせて外出もしている。（自分らしさが生活に出てきた。横になっているだけでは得られないものがたくさんある。）

この後も、二ヶ月間外来治療を続けたが、墨絵も仲間で集まって続けるようになり、睡眠導入薬を飲まなくても眠れる、薬は動悸や息苦しさのためのお守り代わりにもっている、というように、ふだんの生活全般が患者本来の生活に近づいたため、治療終結とした。

うつ病の患者に対する治療は、当初、本来のうつ病の症状に対する治療を行う。しかし患者のなかには、うつ病の症状が改善しても元の生活を取り戻すにはもう一歩、という時期が見られることがある。この症例にもそのような時期が見られ、さらに症状に対する強いとらわれがあり、それによってもう一歩を踏み出せない、という状況であることを考えて、森田療法をその時点から適応したものである。

心療内科の外来患者は主に身体症状を訴えて受診するが、そのなかにはうつ病の患者も見られる。そして、うつ病と診断された患者に対しては、当初はうつ病本来の治療を行うが、治療経過によっては、患者の性格素質、症状のとらわれの強さなどを吟味したうえで、森田療法の適応を考えることがある。

［伊藤克人］

症例5　うつ病になったシステムエンジニアMさんへの森田療法

私は、東京のベッドタウンの駅前で、精神科クリニックを開設している。このフィールドでは、元来適応の良好な会社員の、うつ病圏のケースが圧倒的に多い。しかしここ数年、早出、残業、休日出勤など、状況的なストレス要因が大きく、個人の生活スタイルのあり方は、主な発症要因となっていないように見えるケースが増加している。これは主に、リストラされずに残った三十代の男性例で、少ない人員で、より多くの役割を背負わされている人たちである。

彼らの話をただ聞いていると、会社を辞めないかぎり、今の仕事のしかたを修正することは不可能であるかのように見える。しかし、彼らの部署の同僚、上司、部下たちが、全員うつ病になっているわけではない。彼らのようなケースこそ、職場での仕事のしかたや、対人関係の取り方について、詳細な情報を収集する必要がある。そのうえで、修正すべき生活のスタイルは何か、本来向き合うべき遂行課題がどこにあるのかを問い続ける、外来森田療法の技法がきわめて有用となるのである。

システムエンジニアMさんの発症まで

Mさんは初診時三十六歳で、主訴は不眠、寝汗、手のひら・足の裏の発汗、抑うつ気分だった。北海道出身で三人兄弟の第一子で両親は工務店を自営、特記すべき既往歴はなかった。幼少児期に目立った病気の経験はなく、中学・高校生時代に不適応のエピソードはない。大学では情報工学を専攻し、大学院修士課程を修了して、二十四歳で中堅のコンピュータソフト開発会社にシステムエンジニアとして入社した。三年前に昇進して、チームリーダーとして仕事に携わるようになっていた。

二十九歳のときに、同僚だった一歳下の妻と結婚し、三年前に第一子が誕生しているが、それが昇進の時期と重なっている。

昇進した頃からじょじょに主訴が出現し、一年程前からは大きなプロジェクトを任されて、さらに多忙になった。何とか勤務を続け、そのプロジェクトのソフトウエアをクライアント先に納入した直後から、主訴に加えて、食欲低下、易疲労感が強まり、当科初診となった。

治療経過

初診は一回四五分、再診は当初五回が週一回一五～二〇分程度、その後は二週に一回一〇分程度の面接で、全治療期間は約五ヶ月となった。

①初回面接

一通りの病歴、既往歴、家族歴、生活歴を聞いたあと、まずは三年前の昇進時の詳細について尋ねた。すると、実は当時の彼の上司が身体不調を理由に突然退社し、何の前ぶれもなくチームリーダーの役割を担うことになったという。この上司は彼の六年先輩で、入社以来九年間ずっと世話になってきた人であった。つまり、この異動はたんに仕事上の役割の変化だけでなく、大きな喪失体験を伴っていたのである。

さらに、一年前に大きなプロジェクトを任されてからは、終電での帰宅、休日出勤が当たり前になったこと、月の残業時間は軽く二〇〇時間を超え、平均睡眠時間は五時間を切っていたことがわかった。さすがにこのときは彼のほうから、「これで具合が悪くならなかったら変ですよね」と語ったのが印象的であった。

この時点で外来森田療法に導入する技法として大切なのは、そのような状況にもかかわらず、今まで休むことなく仕事をこなしてきた事実を充分に評価することである。何かが「不足」していたのではなく、むしろ「過剰」であったのだという文脈に載せること、それがいわゆる「つかみ」の技法である。元来うつ病になりやすい人とは、「かくあるべし」が強く、病気の原因を自分の能力不足や、精神力の弱さとして受け取りやすいので、この点はとくに重要となる。

次に、このような無理を月単位で続ければ、生体時計のリズムが乱れ、さまざまな自律神経失調症状が出現するのはむしろ当然の帰結であることを明言し、うつ病の説明に入る。うつ病とは、基本的に「食べる、眠る」のリズムが乱れる体の病気であること、薬物療法が効果をもち、睡眠は比較的速やかにとれるようになること、食欲や自律神経失調症状の回復には一週間程度かかること、意欲や集中力の改善までには二〜三週間かかることを伝えておく。

この段階で筆者が強調するのは、うつ病は治りやすいけれど、再発しやすいということである。つまり、薬物治療と休息によって体調が回復しても、生活のスタイルを修正しないとまた苦しむことになるという点に釘を刺しておくのである。なぜなら、発症前のストレス状況と、それを生んだ原因について見直し、行動パターンに潜む要因を検討するのが、まさに森田療法の戦略だからである。

そして、初回面接のもう一つのポイントは、初期治療にかかる、二〜三週間の過ごし方である。M氏の場合、大きなプロジェクトが一段落して、いわば「荷降ろし状況」にあったので、上司に相談してできれば三週間くらいの休みをとるように勧めた。

最後に、薬の副作用についての説明と、その説明にない症状が出た場合はすぐに電話するように告げ、初回面接を終えた。

②治療前期（第二回〜第六回）

第二回の面接で、現在M氏が従事している仕事内容の詳細について、具体的に説明してくれるように依頼した。

彼が一年前からチームリーダーとして関わったプロジェクトとは、都心のオフィスビルに入居することになった中堅商事会社のネットワークシステムの構築であった。商事会社であるから、扱う品目は生活用品から工業製品まで、実に多岐にわたる。部署も営業、経理、総務、企画、宣伝といった一般的なものだけでなく、海外製品の添付文書の翻訳や、貿易関係の法制管理といった、商事会社ならではのものも多い。

多くの品目を扱うということは、量的に多くの情報を管理する必要があることを意味し、多くの部署があるということは、それぞれの部署からの要求事項が交錯し、質的に高度なソフトウエアの開発を要するということを意味する。とくに後者については、それぞれの立場から希望を聞いてその調整を図り、具体的なシステムを構築するわけで、まさに交渉、折衝、根回し、クレーム対応といった、対人関係をめぐる気遣いを主たる業務とする仕事なのである。

さらに、M氏の仕事のストレス要因が大きかった理由は、今回の本社移転が大規模なリストラと結びついていたことである。取り扱い品目の縮小や、部署の解散、外注委託という問題の紆余曲折が、そのままシステム開発に対するリクエストの変遷につながったのである。

M氏自身も同じような体験をしており、クライアントのつらさもわかるぶん、無理な注文に応えようとしたのである。そして、まさにここにM氏の行動パターンの特徴が現れていた。人の痛みを理解し、頼まれると無下に断れず、逆に仕事を頼むのが苦手で、結果的に仕事を背負い込んでしまう。しかも手抜きはできないので、勢い残業時間が多くなり、睡眠時間を削る羽目になる。筆者はその状態が半年続けば、うつになるのが当然のことであり、今後はこのパターンを繰り返さないために、具体的な気のつけどころを検討していく必要があることを明言した。

ただしこのとき、M氏の気持ちがよくわかること、その性格ゆえに人の信頼を得てきたであろうことを併せて強調している。そして、行動パターンの修正とは一八〇度の変身を目指すことではなく、ほんの少しの行動上の軌道修正でよいことも、重ねて強調した。「一〇頼まれて一〇引き受けていた人が、一〇のうち一断れるようになれば、まったく違ってくるものなのです」という言い回しを、筆者はよく使う。

さらに、これからの一週間の仕事は、定時の時間内で、必要最低限の申し送り業務に専念するように指示した。

第三回目の面接では、この一週間の仕事ぶりについて尋ねた。

とりあえずシステムは納入されているので、チームのメンバーの仕事は、クライアント先の社員教育が主となる。また、実際にシステムを動かした後に出てくる、不具合の修復作業も急を要する。さらに、運用開始後に各部署から出てくるリクエストに応じなければならない。これは基本的に、ある部分の要求をのむかわりに、別の部分は我慢してもらうといった、折衝ごとが主な業務となる。

したがってこの一週間のM氏は、誰にどの仕事を振るのかについての判断が主な業務だったはずである。しかし聞いてみると、M氏はそれぞれの業務内容については詳しい資料を用意しているにもかかわらず、その業務を誰に振るのかについてはほとんど考えていなかった。M氏にとっての最低限の仕事とは、誰が見てもわかる申し送り資料を作ることであり、その仕事を誰に任せるかの判断ではなかったわけである。

こうしたエネルギーの注ぎどころのズレこそが、空回りの原因であり、うつに至る悪循環の入り口なのである。筆者は、次のように言った。

「申し送りの資料作りも確かに重要です。でも、どの仕事を誰に振るのかということのほうが大切だったのではないでしょうか？」

M氏は黙って考えていたが、しばらくして次のように語った。

「なるほど。誰にどの仕事を割り振るかを考えてから、その人に必要な申し送り資料を用意すれば、ずっと効率的だったわけですね」

これに黙って肯いて、筆者は彼のチームのメンバーの年恰好と、おおまかな性格を尋ねた。三十六歳のM氏がチームリーダーだが、ナンバー2の立場にいるのは三十三歳の独身男性S氏で、SEとしてのキャリアも長く、仕事もできるが、マイペースで指示されたこと以上の仕事はしない。次が三十歳の既婚男性D氏で、営業出身の体育会系、協調性が高く体力もあるが、SEとしてのキャリアが短く、できる仕事は限られている。その次が二十七歳の独身女性Y嬢で、数学科卒の理数系才女、とにかく仕事はできるが気分の波が激しく、周期的に欠勤遅刻がふえる時期がある。もう一人が新入社員で二十三歳独身男性のN君で情報工学科卒、SE志望の若者だが、体力的にもろいところがあるとのことであった。

ここまで話しているうちに、結論はM氏の頭の中に自然に浮かんできたようだ。それは、社員教育と不具合の修復作業は、Y嬢とN君が担当し、各部署からの新たなリクエストに応えられるかの技術的な判断はS氏が行ない、各部署への回答、説得、根回し、謝罪などはD氏が担当するというものであった。その旨を各メンバーにメールした時点で、初めてM氏の病気休暇が可能となったのである。

第四回目の面接でM氏は、この一週間自宅で休んではいたものの、実は昨日D氏からのメールが入り、クライアント先担当者からのリクエストの変更に、S氏の疲労がピークに達していると聞き、どう対応したらよいか困っていると報告した。そこで筆者は、クライアント先の担当者のプロフィールについて、M氏に説明を求めた。

クライアント先の直接の担当者は、システム開発部部長のI氏五十七歳で、これまでのシステム運用の責任者だった人である。元来営業畑で、コンピュータについては詳しくないが、口出しは多い。

しかし、今回のシステム開発の実質的な責任者は、人事部長のR氏四十一歳であるという。彼は今回の本社移転、リストラ敢行の旗手としてメインバンクから出向してきた人で、とても優秀な人だが、使えないと判断すると実に辛辣な態度を取るともっぱらのうわさである。

どうやら各部署からのリクエストをそのままI氏が投げてきて、それに対応していると、後からR氏の指示がまったく異なる形で降ってくる、という事態が生じているようであった。

「Iさんと R氏の指示のどっちを優先するべきか……」と筆者がつぶやくと、「Iさんの指示は聞き流して、R氏からの指示を待てと、Sに言えばいいわけですね」と即座に反応した。

第五回の面接に、M氏はスーツ姿で現れた。「もう一週間で復帰ですから」という彼の表情に、筆者はあせりの色を感じざるをえなかった。

この一週間、睡眠は充分とれており、寝起きもよくなったこと、食欲も出たがやや便秘がちであること、天気のいい日に散歩をしてみる気持ちになるが、三〇分歩いただけで疲れてしまうことなどが報告された。

筆者は、現時点の治り方としてはそれがとても良好な経過であることと、まだ余力がないので、一日の無理はできても二日続けて無理をするとてきめんに疲労することを強調した。

何よりも、体調というものは毎日同じということはなく、とくにうつ病の回復期には、調子のいい日と悪い日との違い（日差変動）と、一日のなかでも午前中は能率が上がらず、午後になると調子が上がってくるといった違い（日内変動）が大きいことを説明した。

ここで大切なのは、その日そのときの体調に応じて、仕事のしかたを微調整することである。しかし彼らは基本的に、疲れを疲れとして意識するのが苦手な人たちである。そこで筆者は、「うつ病になる人は『うつ』になるのが苦手な人である」という言い回しをよく使う。「健康な人はふだん一〇の仕事をしていても、体調が悪ければ七〜八に仕事をセーブするが、うつ病になる人はいつもどおりに一〇の仕事をしてしまう。けっして一二や一五の仕事をするわけではないので、本人は無理している自覚がないが、まわりから見ていると、何もそんなにがんばらなくてもいいのにと見えることが多い」という説明に、うつ病者は、「わたしにも思い当たります」という反応を示すものである。

次に、ちょっとした体調の変化、たとえばだるさや、胃のもたれ感、肩こりなどを体調の変化のサインとして重視するように指示する。そのうえで、「『いけそうだな』と思えばやってみればいいし、そんなサインが出たら、深追いせずにさっさと止めればいい。そうは言っても、『わかっちゃいるけどやめられない』のが人間ですから、少しずつ、諦めずにそんなやり方を身につけていきましょう」といった言い方をする。

この段階はこのくらい時間と手間をかける価値がある。そうしないと、八割戻ったと感じると八割の仕事をしてしまうのが、うつ病者の行動パターンだからである。案の定、M氏は明日からいつもどおりの時間に会社に行く練習をしようとしていた旨を告白し、それがまさに空回りの入り口であることに気づいたのである。

第六回の面接は、三週間の病気休暇の最終日、いよいよ明日から復職という日に行われた。先週に比べてだいぶ落ち着いた様子だったが、「明日からいつもどおりにやれるかどうかが心配です」とM氏は語った。筆者が黙っていると、「いつもどおりではだめなんですね」とM氏。「そのとおりです。いつもどおりをやらずに、あくまで必要最小限を目指してください」と筆者は明言し、「職場復帰は可能。復帰後一ヶ月程度は、早出、残業、休日出勤などはしないことが望ましい」との診断書を書いた。

③治療後期（第七回〜第十五回）

第七回の面接は、筆者の都合で二週間後になった。復帰直後の無理を心配していたが、それは杞憂に終わった。

三週間ぶりに復帰してみると、N君が元気になったのと交代にY嬢が休暇をとっていたが、社員教育とバグの修復作業は順調に進んでいた。各部署からのリクエストも、R氏からの指示にほぼ統一され、S氏も落ち着いて仕事に専念できる環境になっていたそうである。

ただ、各部署の調整役をうまく果たしていたぶん、D氏に各部署から直接リクエストが入るようになり、その対応について相談されたとのことだった。聞いてみるとM氏は、R氏の指示と現場からの要求とが、しだいに乖離しつつある印象を受けたそうである。そこで、復帰の挨拶ついでに、R氏に自分とD氏の三人での打ち合わせを提案した。その結果、D氏が現場の要求とR氏の思惑の仲立ちをする形となり、具体的なシステムの改変のしどころが明確になったことを、M氏は報告した。

このように、M氏は自分一人で背負うのではなく、それぞれのメンバー間の情報伝達を図ることで仕事を遂行しており、定時の勤務時間内でこの二週間を過ごしたことを、ちょっと自慢げに話してくれた。

第八回以降の面接では、仕事の進め方や、対人関係の調整についての話題が、その行き詰まりと解決策のセットで報告されることが多く、一回一〇分程度の面接で、筆者が助言する必要はほとんどなかった。

第十回（十四週）の面接で、睡眠導入剤を飲み忘れることが多くなったことが報告され、抗うつ剤の用量を減らしていくこととした。

第十一回（十六週）の面接がキャンセルとなり、第十二回（十八週）の面接で、その理由が報告された。それは、システム導入後初めての半期決算を迎えて、きわめて多忙だったからであった。この段階では、クライアント先の経理担当者とのやり取りがふえていた。しかし、それも若いN君とY嬢に任せ、M氏は経理ソフトの運用状況を監視し、相談されたときだけ助言をするスタイルをとれるようになっていたのである。

「病気になる前とは、仕事のしかたがずいぶん変わりました。これが本来の管理的な仕事のしかたで、以前のわたしはまるで監督兼先発投手のようなやり方だったと思います。これも、うつ病になったおかげかもしれません」と語るM氏の言葉が印象的であった。

第十二回（二十週）の面接で、M氏は決算終了後も何かと忙しかったせいか、薬の飲み忘れがふえ、ここ一週間はいっさい薬を服用していなかったことを報告した。そこで、いったん治療を終結することを提案したところ、M氏も即座に同意した。「ただし、眠る・食べるが怪しくなったら、ストックの薬を服用し、すぐに再診の予約をとってください」と伝えたところ、「もちろんそうします」とM氏は笑顔で返したのである。

〔橋本和幸〕

症例6　Tさんの気分変調症への外来森田療法

Tさんは三十代前半の男性で、何ごとにも気力が湧かない、仕事がうまくできないと訴えて私のところを訪れた。

同胞は三人でその真ん中、教育関係の仕事をする父親は、温厚だが気短なところがあり、母親は厳しい反面やさしいところもあった。長男であることから、かなり期待をもって育てられたという。姉はおっとり型、弟はマイペースだそうだ。

小さい頃はやや引っ込み思案ではあるものの、活発な子どもだった。小学校、中学校と順調に進級し、成績もよかった。しかし、しだいにいろいろと周囲に気を遣い、几帳面さが目立ってきた。大学はいろいろ迷ったが、ある国立大学で地学を専攻した。地方の大学ということもあり、のんびりしていたが、何となく無気力になり、最初の一、二年は漫然と時間を過ごしてしまったという。そのため、一年間留年した。

大学四年になると、再び進路のことで迷った。最初は大学院に進もうと考えたが、結局断念した。ひとつには、勉強が大変で自信がなかったためである。この頃から、専門書を読むときにしっかり理解できたか不安で、何度も読み返すようになり、勉強の能率が下がった。そのうち、完全にできないのなら何もしないほうがましだと、勉強を放り投げてしまった。また、入学当初は、教職課程をとって教員の道へ進もうかとも考えていたが、結局単位をそろえることができず、それも断念した。

大学を五年かけて卒業した後、ある製造業に就職。しばらくその会社に勤めたが、業種が合わないと退社。その後、飲食業を主とするある小さな会社に勤務。若い人が多いので、その中心になって一生懸命働いた。結婚して一子あり。家庭にとくに問題はないが、子供を溺愛する傾向があるという。

私のところを訪れるようになった問題については、こんなふうに言っていた。

三十歳頃から、仕事が非常に忙しくなった。しかも、若い人が二人辞めて、仕事の進行に責任をもっている自分に負担がかかるようになった。それなのに、社長には何も言えず、一人で何とかしようと悪戦苦闘していた。いろんなことが気になり、細かいところまで自分でチェックするようになった。

そのため、仕事量は飛躍的にふえ、残業する日々が続いた。気ばかりあせって、体がついていかない。しだいに、自分が何をやっているのかわからない、気持ちが落ち着かない、仕事に対する意欲がない、などの症状が現れてきた。Tさんは自信を失い、思ったほどできない、自分はだめだと自己評価が低下し、不全感に脅かされるようになった。

人と接するのが嫌になり、抑うつ気分、無気力、不安が慢性的になった。落ち込むまいと思えば思うほど、注意は不快な気分に集中し、ますますつらくなる。そして、いろいろ否定的な考えばかり浮かんできて、ますます落ち込んでしまう。そのような悪循環に陥ってしまったのである。

不眠、食欲不振、体重の減少などの身体症状も出現した。その年の六月には、とてもこのままでは仕事はやっていけないと、自宅近くの神経科の診療所を受診した。うつ状態ということで、抗うつ剤、抗不安薬を投与され、休養を勧められて休職。奥さんはアルバイトに出ており、子どもは保育園に通っているので、昼間は一人である。人と会わないで家でごろごろしていると楽だという。

二ヶ月ほどで、無気力な点は残っていたが回復し、復職。不規則ながら薬物療法は続けていたが、なかなか治療関係も深まらず、ちょっとした治療者の言動に傷つく傾向がある。不全感をもちながらも、しばらくは何とか仕事を続けていた。ところが、その一年後再び気持ちが落ち着かなくなり、また、友人の父親の死などあって最初の頃の症状が出現し、再度休職。この頃から、以前の症状に加えて周囲からの漠然とした圧迫感、人が立てる音や物音に過敏に反応することがあった。約一〇ヶ月休職。

その後、小康状態になったので復職。今までの本人の働きぶりが社長に高く買われていたため、快く復職を承知してくれた。復職三ヶ月頃から、仕事量の増大に伴い、疲れやすい感じなどが出現。仕事を再び休むようになった。

このときまで診療所で治療を受けていたが、回復しないため、ある人に紹介されて私を訪ねてきた。本人は、私が森田療法の専門家とは知らなかった。ただ、それまでのような薬物療法と短い面接だけではよくならないと感じている。このような問題は、自分の性格にもとづくのではないかと漠然と考えており、そういうことについても相談にのってほしいという。

初期面接の見立て

一般に、森田療法の対象となるクライエント（伝統的には森田神経質と呼ばれる）は、自ら不安、恐怖、抑うつで悩んでいることを十分に自覚し、その援助を求めている。したがって、現実検討能力は少なくともある程度は保たれている。また、クライエントは自らの性格、症状などのために環境に適応できないと考えており、そのために症状や性格を何らかの形でよい方向に変えたいと望んでいる。恐怖を感じる場面や症状の出現に対し、持続的に予期不安をもっており、また、多くの症例でその悩みは一種類に特定できる。そして、自分は特殊かつ特別な悩みで苦しんでいると考えている。一方、その症状を克服したいと強い意欲をもち、そのため、さまざまな試みをするものも多い。

このようなクライエントは、森田正馬が「恥ずかしがるを以て、自らフガヒなしとし、恥ずかしがらじとする負けじ魂の意地張り根性である」としたように相矛盾する性格傾向をもつ。つまり、内向性で無力な側面と、生の欲望が旺盛な強力な側面を併せもっている。いわゆる不安障害と一部の気分障害（広い意味でのうつ病）が、ほぼこれらのクライエントに該当し、さらにはある種の人格障害も一部そこに含まれる。

ここで、森田療法の適応外と私が考えているものを挙げておくと、まず器質性精神障害、統合失調症（とくに急性期）、気分障害の急性期などが精神医学的に診断されたら、これらのクライエントを森田療法で積極的に治療するのは原則的に避けることが望ましい。大まかにいえば、森田療法の治療対象は、神経症レベルから人格障害までの病態レベルを含み、基本的には、治療者が伝える森田療法の治療目標を受け入れる人ということになる。

本症例では、症状に対して自我異質性と適応不安をもっている。それとともに、症状の焦点や持続的予期不安は明らかでないが、症状克己の姿勢が見られ、症状は彼の性格からある程度了解可能である。

また、症状に注意が向かうことでそれがいっそう鮮明になり、そこでまた注意が固着し、狭窄するという悪循環や「思想の矛盾」が明らかに存在した。性格傾向としては、自分の存在全体について過度に内省し、劣等感をもつ内向性や弱力性が優位であるが、一方で強迫的な傾向も認められた。とくに強迫性を帯びた完全欲が強く、それが破綻したことによる抑うつ状態と理解できた。

本症例は、気分変調症で、現代的な森田神経質と診断でき、定型的な森田療法の対象よりもやや無力感、絶望感を感じているかもしれない。そのため、慎重に治療に導入する必要があった。

森田療法にもとづくこのような診断面接は、それ自体がすでにクライエントの自己理解を進め、治療的である。面接中のTさんは、ときにうなずき、自分が陥っている悪循環に気づいたようだった。

治療導入

まず入院か外来森田療法かの選択を一緒に検討する。一般には、ある程度の社会適応を保っているものが外来森田療法の対象となる。不安、恐怖、抑うつで社会適応を失い、回避行動が広い範囲にわたって社会的引きこもりが顕著なものは、治療の場を確保する必要から、入院森田療法の対象となる。Tさんの場合は、入院という治療の場を設定しなくとも十分外来で治療が可能と判断し、また本人もそれを希望したので、外来で治療を行うことにした。

Tさんの話を聞いた私は、私がそこから理解したことをこう伝えた――「あまりに過剰に完全であろうとしすぎましたね」。それとともに、感情と注意、感情とマイナス思考（うつ的思考）との悪循環を指摘した。

その説明に、Tさんははっとしたようだった。そして何度もうなずいて、「そうなんですね」と同意した。私は、「この悪循環に気づくこと、そして自分で自分の不安や気分の落ち込みを作り出さないようにすることが、とりあえずの治療の目標となります」と伝えた。そして外来での森田療法を次のように提案した――「自分と自分の感情を見つめながら、これからの生き方を一緒に考えていきましょう」。

こうして、週に一度、面接とともに日記療法を始めた。Tさんには日記を二冊用意してもらい、まず夕方に、その日に感じたこと、考えたことをそのまま記載してもらう。

伝統的な森田療法では、臥褥期が終わり、軽作業期に入ってから日記療法を始める。そこでは、主としてその日の行動の記載が求められ、夕方に記載し、翌朝治療者に提出する。治療者は毎日、それについて森田療法の立場からコメントを加える。

私の日記療法は、伝統的な森田療法のそれと明らかに異なる。私は治療を始めるにあたり、「それが症状であっても、不満であっても、怒りであっても、どんなことでも感じたままに書くこと」を勧める。その人がさまざまな感情を中心に、行ったこと、考えたことなどの体験を一日の終わりに振り返り、それを見つめて、主体的に書くことを重視するからである。日記の治療的意味と効果としては、つぎのようなことがいえる。

①　悩んでいる人にとって、夕方に日記をつけるということは、その日の出来事を振り返り、みずから内省する契機となる。

②　その人自身が主体的に自分の不安、感情を自分なりに受けとめていこうとする態度を助長する。

③　治療者との日記を通したやりとりは、精神科面接、カウンセリングに匹敵するもので、自己理解を深め、不安などの感情を受けとめ、それを消化し、自分のあり方を修正する原動力となる。

④　記録として残るので、クライエントは治療者の日記のコメントを何回となく繰り返し読むことができ、そこから十分時間をかけて自己修正ができる。

治療経過

外来での日記療法を始めたTさんは、面接や日記のコメントに励まされて、一日の感情体験を見つめようとした。そして、それまで避けていた不安や抑うつなどの不快な感情をそのままにつきあおうと試みる。それらの感情は常にあるものではなく、変化し、流動することがしだいに体験された。Tさんは不安、抑うつなどの感情を受けとめられるようになった。それとともに、彼は自分の悪循環に容易に気づき、それに対して、「これはいけない。これが例のパターンだな」と何とか対処しようとするようになった。

その頃から、Tさんは自然な感情をいろいろな状況で体験できるようになる。また、それまで途絶えがちだった、子どもや妻との自然な感情の交流を新たに体験した。私は、そのような健康な感情の体験に終始注目し、Tさんがその体験をしっかりと感じとり、深めていけるように伝えていく。

さらに、アルバイトを再開した彼は私との面接や日記のコメントを通して、自分の劣等感が傲慢さの裏返しであること、完全主義的な自分の行き方が不自由で、不自然であることにも気づくようになる。それとともに、Tさんはある欲望を自分の中に発見する。それは、彼が青年期に希望しながら、結局避けてしまったことに再びチャレンジすること、つまり、自分が専攻したある学問領域の研究に従事することである。

私に支持された彼は、大学院の試験に再挑戦する。一〇年以上も大学や研究から離れているTさんにとって、けっして楽なことではない。しかし彼は、生き生きとアルバイトをし、図書館に通う。試験には落ちたが、そこでの失望を彼なりにしっかりと受けとめる。治療開始後八ヶ月、この当時の日記には次のように記載されている。

今日おやじと話をして、今後の進路を決めてきました。結論から述べると、どこか就職先を探して、仕事を再開することにしました。今までさまざまなことを考えてきたような気がします。初めて先生にお目にかかったときの私は、何かつぶれてしまった豆腐だったような気がします。それから先生に自然を見ることを奨められ、それを通して自然を感じ、生きていくこと、生きているものの強さを学び、今になってみると、どうして私があの頃つぶれてしまったか、あまりよくわからず、自分で勝手に荷物を背負いすぎていたのだと思います。これからは自分を嫌悪せず、一歩一歩地面を踏みしめて生きていきたいと思っています。

これは森田療法的な自己理解、自覚である。自己の中に存在する自然（自ずからなるもの）の発見であり、今まであまりに頭でっかちに観念的に生きてきたことへの内省である。さらには、今までのかたくなな完全主義から少しずつ脱皮し、それを現実の場面で実践しようとする。治療開始後九ヶ月目、

一人で考えながら、さまざまな局面に対応していくことは、もしかしたら私にはとても合っているのかもしれません。自分の可能性がまた一つ広がったことをうれしく思っています。

と、日記で述べている。たんに自分を知ることから、さらに新しい生き方の模索、発見であり、そのような自己に対する肯定である。そしてしばらくして、この治療は終結した。治療経過約一〇ヶ月。

森田療法の欲望・感情論と気分変調症の治療

ここで挙げたような症例を、今日の精神科の外来で見ることはけっしてまれではない。このような症例は、安定した治療関係が結びにくく、漫然と抗うつ剤などの薬物療法のみで治療されている場合が多い。しかしこのような症例でも、その多くは私が行ったような森田療法にもとづく治療的面接を行うと、意外にも、森田療法の対象（森田神経質）と呼べるような性格構造や症状構成機制を見いだすことができる。

また、すでに指摘したように、このような面接自体がクライエントの自己理解につながるとともに、クライエントが初めて理解されたという感じをもつ。それが治療の導入において、クライエントとの治療同盟を作り、治療を遂行するうえで大きな力となる。

では、このようなクライエントは森田療法の欲望・感情論から見ると、どのように理解されるだろうか。森田は、生の欲望と死の恐怖について、人が病を恐れ、死を恐れるのは、この生の欲望を全うするためである、と指摘した。つまり、生きたいという欲望をもてば、当然死の恐怖も感じることになる。そして、生きたいという欲望が強ければ強いほど、死の恐怖も強く感じるようになる。つまり、欲望と恐怖は相関関係にある。

さらに現代では、森田正馬の時代と異なり、生の欲望の構造そのものが変化してきた。価値が多様化し、ある時代までは自明のことであった社会的価値が、現代ではそれほどの意味をもたなくなった。ここではこれ以上深入りはしないが、そのような生の欲望の多様化が、また恐怖の構造にも必然的に影響を与えている。したがって、現代的な森田神経質（古典的森田神経質からいえば、非定型的な症状を呈する）では、不安・恐怖の輪郭がはっきりしているものはまれで、ほとんどが浮動的であり、それに抑うつ、無気力、アパシーなどの症状が前景に出る。そして、性格構造としてはより弱力的、回避的であり、背後に強迫性を帯びた完全欲や自意識の過剰さが見えてくる。

この構造自体は、すでに述べたように森田神経質の性格構造と連続的なものである。つまり彼らは、過剰な完全欲や過剰な自意識から人生の転換期に行き詰まり、容易に抑うつや無気力を呈するようになる。

このような症例に対して、まず重要なことは、欠損の指摘ではなく（これはこのような病態に対してしばしば反治療的である）、過剰な欲望ゆえの行き詰まりと共感的に伝えていく。つまり、そのようなあり方が抑うつや不全感を引き起こすと、クライエントのあり方を肯定しながら、その問題に気づくように治療者は援助する。

それとともに、クライエントの脆弱な自己を育て、そこに含まれる健康さを明らかにする作業を治療者はクライエントと一緒に行う。治療者は終始一貫して、その健康で自然な感情をクライエントの体験のなかに見いだし、それを確かなものにしようと試みる。そして、クライエントの生の欲望が発揮されるように促していく。この症例では、その生の欲望の発揮は、過去にやり残したことにもう一度取り組むことであった。そして、治療者に見守られ、家族の理解を得て、それに取り組んだクライエントは、あたかもその時代を彼なりにもう一度生き直しているかのようであった。そのような取り組みのなかで、彼はしだいに強迫性を帯びた完全欲や肥大した自己愛などに気づき、その修正を試みるようになった。そして、より現実の問題に取り組む覚悟ができたときに、治療は終結したのである。

気分変調症（抑うつ神経症）の外来森田療法について述べた。気分変調症の少なからぬ例が、森田神経質の亜型あるいは現代的森田神経質と考えられる。このような症例の特徴として、いわゆる森田神経質より一般に弱力的であるが、一方明らかに強迫性を帯びた完全欲求をもっている。このような症例はしばしば自意識過剰で、治療者の建設的と思える助言に対しても、自分は理解されていないとしばしば怒りや失望をもって反応する。

そのような症例に対しては、私の行っているクライエントの欲望と感情に焦点を当てた外来森田療法が有効である。また、治療者とのゆったりとした信頼関係は、その治療を遂行するうえできわめて重要である。そして、このような傷つきやすいクライエントとの治療的関係を維持し、それを治療的に活用するためにも、日記療法は有用である。このような治療的アプローチが、現代的な病態である抑うつ神経症に対する新しい提案になりうるとともに、森田療法の新たな可能性を示すものであると考えている。

［北西憲二］

症例7　うつ病になった夫Yさんと妻への夫婦療法

ある夫婦が、治療を求めて私を訪ねてきた。うつ状態に陥っているのは夫のほうだが、妻も一緒に話を聞きたいという。

Y氏は三十四歳、ある企業で研究職に就いている。彼は、サラリーマン家庭の次男として生まれた。兄はどちらかというとのんびり屋で、学校の成績もあまりよくないが、わんぱくで友人も多かった。しかしY氏は、小さい頃から人見知りする傾向があり、自ら兄と対照的に暗かったと述べる。学校の成績はよく、教育熱心だった親の期待を一身に背負う形となった。

小学校、中学校と成績のよい優等生で通ってきて、本人もそのことにとくに問題を感じなかった。中学卒業後、私立のある名門高校に入学したが、学校になじめず、劣等感にさいなまれるようになった。そのため、高校一年の頃には登校できない日が多くなった。つらい思いをしながらも何とか高校を卒業し、大学は理系に進む。大学では友人もでき、楽しく過ごしたという。そして、修士課程を二年、さらに博士課程を四年と大学院で過ごした。

ところがこの頃から、失敗してはいけない、何ごとも完全にしなくてはという気持ちが強くなり、実験なども細かいところが気になって、なかなか先に進めないことが多くなった。大学院の先輩に対する劣等感や、教官に対する恐怖もあった。何でも完全にしなくてはという思いが、実験や研究を行き詰まらせ、同時に劣等感が生じて、対人関係でも引きこもりがちになった。自分はだめな人間だ、研究者としてやっていけないとネガティブな思いが頭を占め、落ち込んでいった。

それでも、教官のサポートもあって何とか博士課程を終了し、ある企業の研究所に就職した。ところが、またしても悲観的な考えが頭をもたげ、落ち込みがちな日々を送っていた。そのとき励ましてくれたのが同じ研究所の女性研究員で、それが現在の妻である。一時よくなったものの、再び周囲や妻に対する劣等感、仕事の面での失望といった悲観的な思いと気分の落ち込みを意識し、あるクリニックで薬物療法とカウンセリングを受けたものの一年以上経っても軽快せず、森田療法による治療を希望して、私のもとを訪れたのである。妻も、パートタイムでやはり研究職に就いている。

夫婦で面接を行った後、日記を用いた外来森田療法を提案し、妻にも同席するように助言した。夫の長びくうつ状態への対応に苦慮していること、おたがいの言動に過敏に反応する悪循環過程が見られ、それがうつ状態の遷延に拍車をかけている可能性があること、本人のみならず妻も不安が強く、そして完全主義的傾向が見られることなどがその主な理由である。

これは、森田療法にもとづく夫婦療法ともいえる。「神経症的とらわれ」や生きることへの行き詰まりは、必然的に家族を巻き込んでいく。そのような場合、夫婦、家族の必要に応じた同席面接が治療の進行を促進する。それとともに、Y氏の問題を妻が本人や治療者と同じように理解し共有できれば、治療はより効果的になると考えたのである。したがって、治療には一種の心理教育的側面とともに、Y氏にどう接したらよいかわからない妻に対する助言、サポートも含まれる。

こうした同席面接は、夫婦療法でなくても思春期の症例などで、ときに応じて行っている。面接は二週間に一回、およそ一二回（半年）の治療で、症状からの解放と社会的機能の回復、あるいは何らかの好ましい変化を引き起こすことを目標とした。そして、本人の治療のみならず、妻の関わり方、生き方も治療上重要であると指摘し、妻の同意も得ることができた。

面接では、二週間分の簡単な日記を本人が持参し、三者でそれについて話し合うことにした。最初から短期の治療終結を目指し、とりあえず一二回の面接のなかでの変化、できれば慢性化したうつ病にけりをつけることでおたがいに合意した。

第一回 「うつ(不安)の逆説」体験のすすめ――治療目標の伝達

現在と未来に希望を失い、過去を悔いているY氏に具体的な治療目標を設定し、希望を与え、今抱えている問題が解決可能であることを示した。解決の第一歩として、自己を探求すること、自分の行き詰まったパターンを理解することが重要であると伝える。さらに、それまで避けよう、取り除こうとしていたうつや不安を受け入れ、それらとつきあっていくよう提案する。

そのためにはまず、自分で自分のうつや不安を拡大しないこと、自分の心の内部と夫婦間で起きている悪循環を断ち切ることが重要であると指摘した。すなわち、「うつ（不安）の逆説」体験のすすめである。そして、不安やうつを受け入れる心の器を成長させなければならない、心を成長させ自己を成長させ、さらには夫婦がおたがいに成長する必要があると告げた。目標を具体的に提示され二人ともほっとしたようで、それが自分たちの問題に取り組もうとする動機づけともなる。

第二回　生き方ととらわれを結びつけること——完全主義の行き詰まり

初回の面接で勇気づけられたY氏は、自己を観察し、それまでと違ったやり方で仕事や夫婦関係に取り組んでいこうとする。私はこのY氏の試みに対し、その勇気を賞賛し支持したうえで、これまたあまりに完全にやろうとすると行き詰まると注意した。彼は完全主義者だから、all or nothingのパターンに陥りやすいと指摘したのである。それまで行き詰まりを体験してきた彼は、目からウロコが落ちたような思いがすると言う。妻も、まさにそのとおりとうなずく。六〇点主義で取り組んでいくこと、完全にやろうとするよりも六〇点で日々積み重ねていくことが重要なのだ。これまでは白か黒かというやり方をして、いつも途中で自分の問題を投げ出してきたという私の指摘に、夫婦そろってうなずいていた。

ここまでは、妻もうつに対する対処法を共有し、夫への対応に応用してもらうことが主なねらいである。このような心理教育的な助言を共有するだけでも、妻の孤立感をやわらげ、どのように対処していいかわからないまま、夫婦の関係が極端に走るのを十分に防ぐことができる。

そこで、「そういう仕事のやり方や夫婦の関係のあり方は、今までのあなたの生き方そのものなのだ」と、うつ状態がそのまま人生と直結していることを説明した。したがって、ここで取り組むのはたんにうつから回復することでなく、自分の生き方や夫婦関係を見直し、新しい自然な生き方や関係を見つけていくことだと、治療がもつ意義を定義し直したのである。

第三回　夫婦関係の悪循環をめぐって――妻のコントロール欲求と完全主義

完全主義的な生き方は、やはり仕事や対人関係のそこかしこに見いだせる。Y氏は、半分は頭で理解できるが、なかなか修正できないというところである。夫はそういう自分にいらだち、妻はそのようになかなか自分を変えることができない夫にいらだっているのが見て取れる。そして、妻はときに、ここでの助言を生かしていないと夫を過度にコントロールしようとしたり、もうあなたはだめだと非難したりする。妻の完全主義や夫婦関係のall or nothing的あり方を指摘して、そこから夫婦の悪循環が始まるのだと説明した。

おたがいにあせらず待つことと、肩の力を抜いた自然体の生き方が重要であることを夫婦に伝える。妻も六〇点主義で夫に接しなければならず、失敗を問題にするのでなく、それを生かすように考えましょうと助言した。二人ともこの悪循環の説明を理解し、楽になったようだった。そして、この夫婦面接では主に夫婦の問題を話し合うように、極端に干渉し合うことや、逆にたがいを無視するような態度はしないようにと助言した。

そのうえで、二人が比較的いらだたずに話せる夫の仕事上の行き詰まりや、日常生活での協力関係などについて話し合うように指示した。同時に、これまでの取り組みは間違っていないこと、その方向でおたがいの生き方を探求し、それを修正する作業が重要であると夫婦を励ます。

第四〜六回　治療の行き詰まり——完全主義と思い込みの修正

Y氏はやはり、実験や研究でこの完全主義的傾向が修正できない。治療者は再びこの行き詰まりを取り上げる。この行き詰まりこそがY氏の生き方を照らし出すものであること、そこで見いだせるありのままの自分を認めていくこと、そして思うようにできない自分の弱さを認め、受け入れていくことの大切さを伝えた。それこそが、Y氏の願ってやまない真の強さである、と。

さらに、自分の思い込みの世界と現実世界とを照合していく作業を進めるように助言する。妻にも、その作業に加わり協力してくれるよう要請すると、快く応じてくれた。その結果について、次回の面接で話し合うことにする。

さて、このように助言し、新しい理解と行動の枠組みを提供（ブリーフ・セラピーで「リフレーミング」といっている理解の枠組みを変える技法であり、森田療法でももっとも重視する技法でもある。どんな精神療法であっても、悩んでいる人に違った理解の枠組みを提供し、そこから問題の解決を図ろうとする）したにもかかわらず、治療は初期のうつ状態をある程度回復しただけで足踏みしていた。完全主義者の夫は、よくなった点に注目するよりも、職業生活や夫婦関係がうまくいかない、具体的には実験がうまくいかず論文が書けないなどと訴えている。また夫婦の間でも、治療者が介入しているにもかかわらず、夫の依存的傾向と妻の完全主義が相互作用してたがいの言動に敏感に反応し、怒りやいらだちなどが表面化して危機的状況を呈してきた。妻は、自分は母親みたいで配偶者として受け止められていないと、そのつらさを訴えた。

そこで、この面接ではそれまでのセッションを振り返り、この危機を彼の生き方や人生と関連づけて検討することにした。これまで治療者と一生懸命に共同作業を進めてくれたことを賞賛し感謝したうえで、私は率直に治療の行き詰まりを認め、今後の治療の進め方について三人で検討しようと申し入れた。そして、治療者が介入したやり方だけでは問題は解決しないこと、この行き詰まりに、Y氏の完全主義的な生き方や、誰かが何とかしてくれるのではないかと治療者や妻に依存する気持ちがうかがえると指摘した。それこそ、青年期から引きずってきた問題である、と。

彼も妻もこれに同意を示す。一方、やはり妻にも完全主義的傾向があって、面接の場で与えられた課題を一〇〇%完全に遂行してもらいたがっていることを指摘し、それが彼と彼女自身を縛り、苦しめていると述べた。つまり、子どもに宿題を完全にやらせようとする母親みたいな役割をしていることになる。おたがいが初心に戻り、六割程度の出来でよいというつもりで取り組んでみたらどうかと助言し、ここからが治療の後半戦で、これまではうつをめぐる問題が主だったが、これからはいわば彼と妻の「生きること」そのものが治療の主題になると伝えて、面接を終えた。

第七回　開き直り——うつ病の軽快と失敗を恐れないこと

これら三回のセッションを通じてうつ状態はさらによくなり、ときに開き直れるようにまでなった、妻も厳しく自分を非難することはなくなった、と彼は言う。そこで、行き詰まったときには初心に帰ることが重要であると再び強調した。そして、すべてに完全であろうとする過大な欲望のあり方が自分を縛っていること、落ち込んではネガティブに考え、自分で「うつ」を作ってしまう悪循環のメカニズムを指摘した。迷ったら現実に踏み出し、自分の思い込みと体験を照合することが重要で、白か黒かというパターンを修正し六〇点主義の不完全に徹すること、失敗を恐れずそれを生かしていくようにと強調した。つまり、人生は失敗の連続があたりまえで、重要なのは失敗した後で修正することである、と。

第八・九回　再び生き方をめぐって——持続による完全主義の修正

だいぶ気分が楽になってきたようだが、やはり白か黒かという決めつけパターンの修正に手こずっている。研究に取り掛かって、うまくいきそうもないと落ち込んで不安になり、すべてを投げ出したくなるという。何もしたくなくなり、ただクヨクヨしながら一日を過ごしてしまう、と。

そこで、うつや不安を持ちこたえ、そのまま生活を続けていくこと、とりあえず細々でもいいから研究を続けて積み重ねていくこと、研究を離れたときはまるっきり違うことに取り組むことが大切だと指摘した。

第十〜十二回　治療の復習と深まり——修正された完全主義と自分なりの生き方

落ち込んでも、何とかその日の課題に手をつけることができるようになった。だいぶ完全主義的傾向が修正できたことを賞賛する。それと同時に、妻の援助にも謝意を述べる。このあたりからうつや不安の話は少なくなり、自分の研究への取り組み方や同僚に対する劣等感、羨望といった感情が率直に語られる。

そうした感情は自然なものであると保証し、問題はそのような感情をもつことではなく、それをしっかりと感じ保持できないことであると指摘すると同時に、それは自分の成長を通じてしか解決できない問題だと伝えた。

家庭生活や仕事では、ときに落ち込んだりしながらも以前ほど極端な態度はとらず、何とか連続性を保っていけるようになった。次回で一応治療の区切りをつけることを伝え、何年にもわたって苦しんできたうつの壁を何とか抜けつつある、これまでよりはるかに勇気をもって生活に取り組めるようになったと賞賛する。夫婦が、治療から離れることに不安を覚えるというので、第十二回目で検討することにした。

これまで取り組めなかった論文を書き始めたとの報告があった。ここまでの治療を振り返り、Y氏が確実に成長し、夫婦関係は安定したと示唆した。このように六ヶ月で変化できたこと、長年のうつにある程度ケリをつけられたことに対し、「よくやった」と称え、Y氏の不安を考慮してしばらくは月に一度面接し、おさらいを続けることにした。

この夫婦療法では、夫が慢性的抑うつ状態に陥っている夫婦に面接を行い、最初は夫への「うつ」への対処法を妻も一緒に聞いてもらった。落ち込んだときにそのまま受け止め、できるだけ持ちこたえること、all or nothing でなく六〇点主義で粘っていくこと、生活の積み重ねと持続が重要であることなどを助言した。これは、それまでちょっとしたことで傷つく夫への対処に困っていた妻に対しても、有益な助言であった。

このようにうつ状態が慢性化すると、それは必ず夫婦、あるいは家族の危機として表面化する。そして、夫婦の葛藤がさらにうつ状態を慢性化させるメカニズムがうかがわれる。このような場合、夫婦面接を行うことがきわめて重要である。治療の行き詰まりを契機に、夫婦関係についてもしだいに話題にのぼるようになった。

ちなみに、治療は必ず行き詰まるもので、治療者はそれをどのように利用できるかを問われる。とくに、外来で行う森田療法がこれまで失敗してきたのは、この行き詰まりの処理を適切に行わなかったためである。すでに外来森田療法のところで述べたが、治療者が行き詰まりを率直に受け止め、本人と話し合うことがその壁を乗り越える鍵となる。

この夫婦療法では、治療の中盤で症状がある程度改善し、夫や妻の完全主義的傾向があらわになったときに行き詰まりを生じた。この行き詰まりに直面したことが、治療の第二段階に移る、つまり性格病理、夫婦の生き方と夫婦関係を扱う絶好の機会となった。ある意味では、行き詰まりを治療的チャンスと喜んでいいのかもしれない。

自分が配偶者でなく母親の役割をしているという、妻としての満たされない思いが表され、また、夫が抱く妻への劣等感と依存心も話題となった。おたがいにそれまで明確に言葉にせず、もやもやしたものだけが残り、そのために行き違ったり、ときには妻が夫を過度にコントロールしようとして相互にとらわれが生じたり、また、ときには逆にたがいにまったく関係を回避してしまうようなことがあった。こうした事態が明らかになったことで、夫婦は改めて夫のうつ状態を自分たちの問題として理解したようだった。この夫婦は、こうして完全主義的な傾向を修正し、自然な生き方を模索するようになったのである。

［北西憲二］

Ⅲ　森田療法でできること

森田療法とうつ病治療

いうまでもなく、森田療法は不安を治療の焦点に置く精神療法である。その特徴として

①　不安・恐怖、あるいは私たちの苦悩は生きる欲望ゆえに起こると理解する、

②　これらの不安、恐怖、苦悩にとらわれ、それを取り除こう、それから逃げようとすると不安、恐怖、苦悩はますます強くなる（とらわれ─悪循環モデル）、

③　そのとらわれた心のあり方を問題とする、

④　とらわれの打破を治療の目標とする、

⑤　悪循環からの脱却は悩む人たちの自然な治癒力（回復する力）を引き出すことを可能とする、

⑥　そのためには不安、恐怖、苦悩などを受容することと生きる欲望の発揮を重視する（あるがまま）、

⑦　さらに「生きること」の不自然さを問題とし、その修正を通して固有で自然な生き方ができるように援助する（ライフスタイルの修正といってもよいし、「かくあるべし」と自分を縛っている自分の理想を緩めて、現実の自分を受け入れ育てていく作業といってもよ

い）。

本書では森田療法にもとづくうつ病の理解と介入が述べられているが、その基本はここで述べた悪循環モデルにもとづき、いわばうつ病に対する応用編である。森田療法では「うつ」の悪循環への介入を通して、その回復を図るとともに、うつ病者の「生きること」の不自然さに焦点を合わせて、自然で固有な生き方への転換を援助するものである。とくに本書で強調されているのは「かくあるべし」という完全主義的、強迫的な生き方への気づきと修正を目指す点である。完全主義的、強迫的生き方とは、「かくあるべし」と自分を縛っている理想と「かくある」現実の自分とのギャップに悩むその人のあり方である。それが問題なのは、その人のそのようなあり方が自分の「うつ」を受け入れがたくし、それを取り除こうとあせり、苦悩するうちにさらに「うつ」の悪循環に陥ってしまうからである。この「うつ」の悪循環こそが、うつ病そのものを持続させ、悪化させ、再発させ、長びかせるのだと考えられる。

われわれが考えるこの悪循環の打破と「かくあるべし」の修正は、それゆえ「うつ」の回復を容易にし、出口のないトンネルの中で苦悩しているうつ病者に対しての介入、援助の方法として有効であると思われる。また、うつ病者の生きることの行き詰まりの修正を通して再発予防をも可能にするとわれわれは考えている。これがうつ病者に対する森田療法の特徴であり、この考え方にもとづく介入が長びいたり反復したりするうつ病者に有効であることは、症例報告を見てもらえればよくわかると思う。これはわが国のうつ病の精神病理学的理解にもとづいた人間学的精神療法に近いものであるが、より具体的で戦略的である。

森田療法の対象となるうつ病者の特徴とその症状理解

では、本来不安の理解とその治療を目指す森田療法で治療するうつ病者は、実際にはどのような特徴をもち、その症状はどのように理解されるのであろうか。

対象の特徴

軽症であるが長びいてしまったうつ病者、あるいは従来のうつ病の治療ではなかなか対処が困難なうつ病者が対象となる。メランコリー親和型性格に神経症的な傾向を併せもち、それがうつ病期を長びかせていると考えられるもの、あるいは神経症的性格傾向を基盤にうつ病に陥ったものがまずは森田療法の治療対象となろう。ここでいう神経症的な傾向とは、すでに述べたように、「かくあるべし」（理想の自分）と「かくある」現実の自分とのギャップに悩み、苦悩する人たちの生き方を指す。

さて、森田療法を自ら望むもの、この治療に同意するうつ病者、あるいは森田療法といわなくてもそのような精神療法的配慮、介入を必要とするうつ病者には、次のような特徴が見いだせる。それまで薬物療法とともに休息を含む常識的なうつ病治療を受けてきたが軽うつ状態が持続しているもの、不安と抑うつが混在しているもの、さまざまな神経症的恐怖が抑うつに混在しているもの、などである。したがって、これからどのように社会や家族、つまり周囲の世界に関わっていったらよいのか、苦悩している人たちである。そして、一見してそのように見えない場合も多く、つまりうつ病者はがんばり屋でそう見せないようにしているのだが、自分の無力感にさいなまれているのである。

そのような人たちにはおおよそ二つのパターンがあろう。

①その人のそれまでの人生の比較的早期から神経症的傾向をもち、のちにうつ病に陥ったものである。うつ病によりさらにこの神経症的な傾向が強まり、それがうつ病を長びかせていくのである。つまりうつ病と神経症的傾向の悪循環である。本書で挙げられているBさん、Kさん、Tさん、Yさんはこれらにほぼ該当しよう。

②うつ病発症までは適応がよいが、その性格傾向（あるいは生き方といってもよいが）にメランコリー親和型性格と神経症的な傾向（あるいは葛藤）を併せもつものなどである。うつ病発症後にその神経症的葛藤やそのような生き方が表面化し、それがうつ状態を長びかせる。そして、多くのものはうつ病発症までに平均かそれ以上の社会適応レベルを示す。Aさん、Dさ

ん、Hさん、Sさん、Nさん、Mさんはここに当てはまる。

また、これらのうつ病者は自分の「うつ病」という事態を「生きることの行き詰まり」として把握していることが多い。あるいは治療者がそのように理解し、指摘することは重要であろう。また、そのように自覚していない人でも治療者の指摘でそのことに気づき、そのような問いかけで自己を理解されたと感じるものも多い。

診断的には、大うつ病エピソードを有する気分障害（従来の内因性うつ病と呼ばれていたもの）から気分変調性障害（神経症性うつ病と呼ばれていたもの）までを含む。

「うつ」の症状—悪循環モデルとは

では、森田療法では「うつ」をどのように理解するのであろうか。うつ病の症状は心と体の両面に出現し、あるいは気分と考え方、そして行動の障害として現れることはすでにIで述べられている。うつ病とは不安に悩む人たちと比べ、それと自覚しにくい人たちである。それゆえ、まずうつ病の症状を知ることが、自分の問題を知るうえで重要である。

さらに、それらの背後にあるうつ病者の心の動きはどのように理解されるであろうか。そこにうつ病者に対する精神療法的介入の鍵があるからである。「うつ」とは一般的に気分の落ち込みとそこへの停滞と考えられる。心と体のすべてのテンポが遅くなり、環境からの刺激に対しても心は反応しなくなる。たしかに外から見ると、心や体、行動が抑制され、自分の殻に閉じこもっているように見える。

しかしその内面はあせりに満ちており、心はまったく落ち着かない状態である。それはその落ち込み、停滞に逆らい、何とかそれを打破し、気分を上昇させようと試みているからである。うつ病者の時に無謀とも思える社会復帰や、それまでの日常生活に戻ろうとする試みは、このあせりと停滞を打破したいという心のあり方ゆえである。

つまり、うつ病の基本症状は生きることの停滞と、それに抗い、何とかそれを打ち破って上昇したいという試みとの葛藤と理解することができるのである。そして、そこには落ち込み、停滞する抑うつ気分をそのまま放っておけず、何とかそれを排除しようとあせる心の動きを認めることができる。これは森田が「思想の矛盾」と呼んだもので、元来自己の力でどうにもできないこと（つまり自分の気分）を、何とかしようとする心の態度をいう。そのような心の態度をもつ人は自己と世界を思うがままにしたい欲望の持ち主で、今まで述べてきた「かくあるべし」という、神経症的な生き方をするのである。つまり完全主義的、強迫的な生き方をそこに見いだすことができる。

そして、この心のあり方こそが自分の「うつ」、停滞を何とかしようとして、逆にその「うつ」に注意が引きつけられ、結果としてさらに「うつ」を強く感じてしまうメカニズムを作るのである。これがうつ気分と注意の悪循環で、森田のいう精神交互作用（悪循環過程・とらわれ）である。つまりここには「うつ」のパラドックス、「うつ」を何とかしたいと思えば思うほど、自分の「うつ」を自分で強めてしまう、という自己拡大のメカニズムが存在する。

そしてこのような「うつ」の悪循環は気分と注意のみならず、うつ病者のさまざまなレベルを巻き込んだ悪循環を作っていく。つまり「うつ」の悪循環が気分、認知、行動、対人関係などのつながりのなかで作り上げられ、螺旋状のようなうつ病症状を作り上げていく。それらについてさらに説明を加えよう。

完全主義者であるうつ病者は、自己の些細な欠点から自分がダメな人間と認知しやすい。つまりネガティブに決めつけやすい認知のパターンをもっている。それとうつ気分が相互に賦活しあい、落ち込み↓ネガティブな認知↓落ち込みというつながりのなかで、自分で自分のうつ症状を拡大し、強めていく。これも「うつ」の悪循環であり、認知療法で指摘されるところである。

このようなうつ病者は当然のことながら回避的、現実逃避的となってしまう。そしてこの逃避的な行動が、落ち込み（うつ気分）とネガティブな認知の悪循環に陥りやすくし、それがまたうつ的な逃避、回避行動を強めていく。また、うつ的な逃避行動をすること自体がうつ病者のネガティブな自己認知を強め、それがまた認知とうつ気分の悪循環を作り出す。したがって、このような悪循環に陥っているうつ病者に対して急性期のうつ病治療の基本の一つである「休息」のすすめは、時に逆効果となってしまう。休息することで、かえってこの悪循環を強めてしまうこともあるのである。休息はむしろ、それまで過剰にうつ病者を縛ってきた「かくあるべし」という役割の解除、あるいは棚上げと理解されるべきであろう。そのうえで、悪循環を打破するために今の状態に見合った動きを考えることは治療上重要であろうと思われる。本書で挙げられている入院、あるいは外来森田療法の症例への介入にそれを見いだすことができる。

また、この悪循環は、たんにうつ病者自身の気分、考え方、行動面に見られるばかりではない。うつ病者における対人関係（とくに配偶者の間）でもこのような悪循環が見いだされ、その介入を必要とする場合も少なくない。その特徴はこうである。

家族（とくに配偶者）が常に接しているうつ病者は自分の殻に閉じこもり、ネガティブな考え方や現実逃避的な行動、あるいは過度の依存を示しているように見える。家族はそれを意識し、注意がうつ病者に引きつけられる（対人関係におけるとらわれ―精神交互作用）。それが家族の不安を引き起こし、あるいはそれまで存在した家族の間の葛藤（夫婦間の軋轢など）をより強く意識させる。そして、家族は自分の不安ゆえにうつ病者の考え方や行動などを否定し、変えさせようとする。家族のうつ病者への圧力、つまりコントロール欲求が強まる。しかし、家族のやりくりによってうつ病者を操作できるものではない（対人関係における「かくあるべし」という縛り、森田療法でいう「思想の矛盾」）。その家族のコントロール欲求は逆に事態を悪化させる。そのことがうつ病者のもつ自然な回復力を削ぎ、うつ的な気分、考え方、行動などを逆に強めてしまう。その結果、家族の怒り、失望、落ち込み、不安が強まる。家族とうつ病者の間で起こる悪循環である。本書で述べられている「家族の対処のしかた」はこの悪循環に入らないための手だてである。

さて、この家族とうつ病者の間で生じている悪循環をつかみ取り、その関係の修正を治療目標としてもあながち突飛なことではないだろう。症例Yさんの夫婦療法ではこの悪循環が治療の焦点となった。

このように、うつ病者が陥っているさまざまなレベルでの悪循環に注目し、それに介入することから森田療法のうつ病治療は始まる。

うつ病者への外来森田療法のポイント

まず、長期にわたる休職などで病前のレベルに比べて社会的機能が著しく失われている人たち、あるいは「かくあるべし」という考え方（あるいは生き方）が頑固でなかなか面接だけでは修正が困難な人たちは、入院森田療法の対象となる。

しかし、社会的生活とある程度連続性が保たれているものは、外来での個人精神療法、夫婦療法などがその適応となる。

ここでは、外来での戦略的森田療法について簡単に解説したい。私が行う場合の多くは日記を用いた個人精神療法で、配偶者がいる場合はできるだけ同席してもらう。さらに積極的に夫婦療法を行う場合も多い。薬物療法は原則としてそれまで通りの処方を続行する。しかし本書でも述べられているように、とくに森田療法を行うと告げなくても、森田療法的にアプローチし、効果を上げることもできる。

「うつ」の悪循環モデルにもとづく介入

さて、うつ病の症状理解で述べたように、うつ病という体験にはさまざまなレベルでの悪循環を認めることができる。したがって、治療を受けるうつ病者の問題意識に沿ってどのレベルの悪循環の抽出と打破から始めてもよいと思う。その工夫は、それぞれの症例でそれぞれの治療者が示している。そしてどのような言い方にせよ、初期面接でこの「うつ」の悪循環モデルを提示し、この打破と生きることの修正が治療の目標であると伝えるのが最大公約数であろう。長びいたうつ病者は出口のないトンネルの中で途方に暮れている人たちである。無力感にさいなまれているうつ病者にうつ病症状を悪循環モデルから説明し、その具体的な治療方法と目標を提示することは何よりも大切な希望を与える。つまり、うつ病者の陥っている無力感に対してある種の勇気を与えるのである。この希望と勇気はうつ病者の治療のもっとも重要な治療促進因子であると考えられる。

治療は神経症とほぼ同様に二つの段階に分けられる。うつ病症状を悪循環から読み直し、その打破を目指す段階と、そのような悪循環に陥りやすい不自然な彼らの生き方（「かくあるべし」という生き方）を抽出し、その修正の作業を行う段階である。この二つの段階は連続的で、すでに初回の面接から、長びいた「うつ」で悩む人たちに、「生きることの行き詰まりとしてのうつ病」と理解してくれたという安心感を提供する。治療のその手順を解説しよう。

①「うつの悪循環」を治療者とうつ病者が共有する

「うつの悪循環」と名づけ、まずは抑うつ気分とネガティブな考え方（認知のゆがみ）、さらにはうつ的回避行動の悪循環を把握し、それを共有するとともに、その打破を目指す。また夫婦療法のところで解説したように、これをさらに対人関係の悪循環として把握し、そこを治療の目標とすることも有益である。

つまり認知、行動、抑うつ気分、対人関係における悪循環モデルにもとづいたうつ病の理解のモデルを提示する。このことはうつ病者になるほどと理解され、そのことが治療への動機付けともなる。

②「できること」に手をつけること、「できないこと」を放っておくこと

「うつ」の悪循環、とくに気分と認知の悪循環からまず手をつける。この悪循環に入り込んだら、それに気づき、放っておくことの大切さを助言する。それに入り込まないこと、そして「今ここでできること」は何かと、発想の転換を勧める。身につけるまでに行きつ戻りつがあるが、しだいに次のうつ的行動の修正と相まって、これが生活の場面でできるようになる。

③仕事を一緒に考えること――人生の習慣作り

うつ病者にしばしば安易に指示される休養は、神経症的な不安を併せもつうつ病者では多くの場合、うつ病を悪化させる。神経症的傾向の強いうつ病者は休養を治療の経過中に指示され、気分、行動、認知の連鎖からなる「うつの悪循環」に陥り、悪化する場合が多々あるからである。

このようなうつ病者に対して重要なことは、「うつ」の悪循環に対して積極的に介入する治療法である。うつ的な行動（回避、現実逃避）が「うつ」の悪循環を強めるために、むしろうつ病者にあった行動設定を一緒に考えることが肝要である。安易な休職、休学、社会的な活動からの退却はただでさえ低いうつ病者の自己評価を下げ、それが「うつ」の悪循環を強化する。

私は休養のかわりに取り組むべき行動を「人生の習慣」、「作業」と呼び、うつ的行動の修正を積極的に働きかける。たとえば、自分の状態に見合った作業（学業や仕事あるいは日記をつけること、朝の散歩など）をぼちぼちでよいから続けていくこと、それを人生の習慣としてやり抜くことなどを助言する。たんなる休養の指示に比べて、取り組む課題が明確であること、落ち込んでも最小限のことに取り組める心のあり方を作れること、この人生の習慣をやり抜くことで逆に気分に左右された気分本位の生活からの脱出が容易であることなどの意味をもつ。

うつ病と「生き方」を結びつけること

①症状の成り立ちを性格、生きることの不自然さと結びつけること

長びいたうつ病者は些細なことに強迫的となり、完全主義者となり、また他者の評価に左右されやすくなる。それは以前からの神経症的傾向がうつによって引き出され、強化されたとも考えられる。そのような傾向が現在の自分の「うつ」を受け入れがたくし、些細なことで落ち込みやすくし、人との関係を回避しやすくし、そして自分自身を受け入れがたくする。そのことが自分の「うつ」を強め、持続させていくのだという理解を折に触れて話し合っていく。「自己と周囲の世界を思うがままにしたい」（完全でありたい、他人に全面的に認めてもらいたい）という欲望が、私たちの苦悩の源泉であり、「うつ」とつきあいながら、今ここでできる

ことは何か、という発想に至ったときに治療はすでに「生きること」の修正へと向かっていく。

②開き直り——諦めと新しい生き方の模索

うつ病者はいうまでもなく悲観論者である。自分はダメな人間である、という決めつけのなかで悪循環に陥っている。そこで「開き直ること」、つまり今できることをして、あとは「なるようにしかならない」という一種の開き直りを勧める。それがだんだんできるようになるとうつ的な考え方が修正され、いわば諦めを通した「うつ」の受容、さらに自己受容と進んでいく。また、それはうつ病者の自立と現実を生きる力の獲得というプロセスとも相通じるもので、中年期のうつ病者が回復し、自己内省を深める過程で時に見られるものである。

この二つのプロセスを通して、うつ病者のもつ「かくあるべし」という強迫的な完全主義的生き方や、他の人の評価によって自己評価が揺れてしまう傾向などが明らかにされ、そして修正されていく。とくに長びいたうつ病については、この完全主義的生き方の気づきと修正が重要であることは本書でも繰り返し強調されている。

［北西憲二］

ブックガイド

「中年期抑うつ神経症の一女性例——中年期危機と森田療法」久保田幹子・北西憲二（「森田療法学会雑誌」第五巻二号、二三一—二三五、一九九四年）
『我執の病理——森田療法による「生きること」の探求』北西憲二　白揚社　二〇〇一年
「難治性うつ病と森田療法——精神療法を求めるうつ病者の精神病理と治療」北西憲二（「森田療法学会雑誌」第一二巻一号、八七—九一、二〇〇一年）
「うつ病の精神療法」中村敬（「日本臨床　特集：躁うつ病」第五二巻第五号、一二二六—一二三一、一九九四年）
『「うつ」はがんばらないで治す』中村敬　マガジンハウス　二〇〇一年
『新版 神経質の本態と療法』森田正馬　白揚社　二〇〇四年
『新版 神経衰弱と強迫観念の根治法』森田正馬　白揚社　一九九五年

あとがき

本書は『森田療法で読むパニック障害』に続くシリーズ第二弾である。すでに「はじめに」で述べたように、森田療法家はうつ病の精神療法でも多くの経験を積んできた。またそれについてさまざまな機会に発表もしてきた。それらをもとに、一部は書き直し、あるいは新規に書いたものを編集してできあがったのが本書である。「うつ病への森田療法」を、今までまとまった形で幅広く解説する本がなかっただけに、筆者らなりに意義のあることであろうと考えている。本書が現代ではまれではない、むしろありふれた病であるうつ病で悩む人たちやその家族、あるいはその援助、支援に関わるメンタルヘルスの専門家、企業の関係者たちに何らかの形で役に立つことをわれわれは心から望んでいる。

本書の性格上、それぞれの章で参照文献をリストアップすることはやめにした。また症例については、そのプライバシーを守ることに十分配慮した。詳細な文献検索を望む読者は巻末に挙げた参考文献を参照していただきたい。

最後に、本書は広い読者層を想定して書かれているために、白揚社の鷹尾和彦氏には編集作業のはじめから携わってもらった。本書が理解しやすいとすれば、それは鷹尾和彦氏に負うところが多い。ここに感謝する。

二〇〇五年新春

北西憲二・中村敬

執筆者紹介

伊藤克人（いとう・かつひと）
一九五〇年生れ。筑波大学医学専門群卒業後、東京大学医学部心療内科を経て、一九八六年から東急病院勤務。現在、同病院心療内科医長および東急健康管理センター所長。専門は心身医学、産業医学、森田療法。著書に『過敏性腸症候群はここまで治る』（主婦と生活社）、『専門医が治す！　自律神経失調症』（高橋書店）など。

北西憲二（きたにし・けんじ）
一九四六年埼玉県に生まれる。東京慈恵会医科大学卒業。一九七九年、東京慈恵会医科大学附属第三病院精神神経科科長。同大助教授、成増厚生病院副院長を経て、現在日本女子大学社会福祉学科教授、森田療法研究所所長。著書に『くよくよするなと言われても……』（三笠書房）、『実践森田療法』（講談社）、『軽度神経症を治す』（法研）、『我執の病理』（白揚社）など。趣味は、ミステリーを読むこと、食べること、寝ること、歩くこと。

久保田幹子（くぼた・みきこ）
臨床心理士、認定森田療法心理療法士。東京慈恵会医科大学精神医学講座心理研修生を経て、一九八七年より東京慈恵会医科大学附属第三病院精神神経科・臨床心理士。現在、法政大学助教授。一九九八年〜二〇〇〇年、ミシガン大学精神神経科にて認知行動療法、および精神分析的精神療法の研修。専門は森田療法、心理療法、精神分析的精神療法。共著書に『臨床心理学への招待』（野島一彦編　ミネルヴァ書房）、『強迫の精神病理と治療』（牛島定信編　金剛出版）、『臨床精神医学講座５／神経症性障害・ストレス関連障害』（田代信維他編　中山書店）など。

立松一徳（たてまつ・かずのり）
一九五四年北海道に生まれる。札幌医科大学卒業後、東京慈恵会医科大学精神医学教室講師を経て、現在、立松クリニック院長。共著書に『森田療法の研究』（森温理・北西憲二編　金剛出版）、『精神療法マニュアル』（阿部裕・大西守他編　朝倉書店）、『精神科プラクティス３／神経症とその周辺』（黒沢尚・北西憲二編　星和書店）など。

中村　敬（なかむら・けい）
一九五五年東京生れ。東京慈恵会医科大学、同大学院修了。医学博士。ブリティッシュ・コロンビア大学客員助教授を経て、現在、東京慈恵会医科大学精神医学講座助教授、同大学附属第三病院精神神経科診療部長。また、日本森田療法学会常任理事、多文化間精神医学会理事、日本サイコセラピー学会理事、日本うつ病学会評議員などを務める。専門領域は森田療法、不安障害・うつ病の臨床。著書に『「うつ」はがんばらないで治す』（マガジンハウス）、共著書に『臨床精神医学講座15／精神療法』（岩崎徹也他編　中山書店）など。

橋本和幸（はしもと・かずゆき）
一九五六年東京都に生まれる。一九八二年東京慈恵会医科大学卒業。同精神医学教室に入局。一九八五年東京慈恵会医科大

学附属第三病院精神神経科医員。一九八九年十月同助手。一九九四年六月同講師。一九九七年五月調布はしもとクリニック開設、現在に至る。共著書に『森田療法の研究』（森温理・北西憲二編　金剛出版）、『強迫の精神病理と治療』（牛島定信編　金剛出版）、『精神科プラクティス３／神経症とその周辺』（黒沢尚・北西憲二編　星和書店）など。

樋之口潤一郎（ひのぐち・じゅんいちろう）
一九九四年東京慈恵会医科大学卒業。現在、東京慈恵会医科大学附属第三病院精神神経科勤務。専門は森田療法、臨床脳波。

森田療法関連団体

財団法人 メンタルヘルス岡本記念財団
国民の心の健康と福祉に寄与することを目的に一九八八年七月に設立された「メンタルヘルス岡本記念財団」は、神経症、そして神経症の精神療法をめぐる研究・実践活動を助成し、内外研究者の交流、研究情報の交換を図るとともに、心の健康に関わる相談活動や、講演会などの啓蒙活動を展開しています。また、心の健康に関する図書を集めた「メンタルヘルス図書室」を公開して、悩みをもつ方々に広く情報を提供しています。
〒５３０―００５７　大阪市北区曾根崎２―５―10　梅田パシフィックビル７Ｆ
電話０６―６８０９―１２１１　Ｆａｘ０６―６８０９―１２３３
URL http://www.mental-health.org

生活の発見会
「生活の発見会」は、神経質症で悩む人が、森田療法理論を学習し、同じ悩みをもつ人と助け合いながら実生活のなかで悩みの解決をはかっていく自助グループです。全国一五〇ヶ所以上で、会員が自主的に「集談会」という会合を開いています。興味をおもちの方は、下記にお問い合わせください。
〒１３０―０００１　墨田区吾妻橋２―19―４　リバーあみ清ビル２Ｆ
電話０３―６６６１―３８００　Ｆａｘ０３―３６２１―８５５５
URL http://www.hakkenkai.jp

森《もり》田《た》療法《りょうほう》で読《よ》むうつ

二〇〇五年 五月 二十日 第一版第一刷発行
二〇一六年 六月 一 日 第一版第五刷発行

著　者 伊藤克人《いとうかつひと》・北西憲二《きたにしけんじ》・久保田幹子《くぼたみきこ》・立松一徳《たてまつかずのり》・
橋本和幸《はしもとかずゆき》・樋之口潤一郎《ひのぐちじゅんいちろう》・中村敬《なかむらけい》

発行者 中村　幸慈
発行所 株式会社 白揚社
東京都千代田区神田駿河台一―七 郵便番号一〇一―〇〇六二
電話(03)五二八一―九七七二 振替〇〇一三〇―一―二五四〇〇
装　幀 岩崎寿文
印刷・製本 シナノ印刷株式会社
ISBN978-4-8269-7137-9

外来森田療法　神経症の短期集中治療　市川光洋著　本体2000円

新時代の森田療法　入院療法最新ガイド　慈恵医大森田療法センター編　本体1800円

強迫神経症の世界を生きて　明念倫子著　本体1800円

自律神経失調症の正体となおし方　真保弘著　本体1600円

流れと動きの森田療法　森田療法の新しい世界　岩田真理著　本体1900円

森田正馬が語る森田療法　「純な心」で生きる　岩田真理著　本体1900円

現代に生きる　森田正馬の言葉
1　悩みには意味がある　生活の発見会編　本体1900円
II　新しい自分で生きる　生活の発見会編　本体1900円

神経症からの「回復の物語」　岸見勇美著・生活の発見会監修　本体1900円

経済情勢により、価格に多少の変更があることもありますのでご了承ください。
表示の価格に別途消費税がかかります。